U0388155

临床试验
数据管理实战案例

主　编　许重远　郑庆偲

副主编　陈晓云　许可强

编　者（按姓氏笔画排序）

王　铮　史煜煌　任晶晶　闫　冬　许可强

许重远　李　威　陈晓云　周　洪　郑庆偲

赵桂云　胡　阳　曹婉雯　宿爱山　潘芸芸

人民卫生出版社
·北京·

图书在版编目（CIP）数据

临床试验数据管理实战案例 / 许重远，郑庆偲主编 . --
北京 ：人民卫生出版社，2024.10. -- ISBN 978-7-117-
36943-5

Ⅰ. R969.4

中国国家版本馆 CIP 数据核字第 2024C5C349 号

人卫智网	www.ipmph.com	医学教育、学术、考试、健康，购书智慧智能综合服务平台
人卫官网	www.pmph.com	人卫官方资讯发布平台

临床试验数据管理实战案例
Linchuang Shiyan Shuju Guanli Shizhan Anli

主　　编：许重远　郑庆偲
出版发行：人民卫生出版社（中继线 010-59780011）
地　　址：北京市朝阳区潘家园南里 19 号
邮　　编：100021
E - mail：pmph @ pmph.com
购书热线：010-59787592　010-59787584　010-65264830
印　　刷：中煤（北京）印务有限公司
经　　销：新华书店
开　　本：710×1000　1/16　印张：13
字　　数：240 千字
版　　次：2024 年 10 月第 1 版
印　　次：2024 年 11 月第 1 次印刷
标准书号：ISBN 978-7-117-36943-5
定　　价：69.00 元

打击盗版举报电话：010-59787491　E-mail：WQ @ pmph.com
质量问题联系电话：010-59787234　E-mail：zhiliang @ pmph.com
数字融合服务电话：4001118166　E-mail：zengzhi @ pmph.com

前　言

　　随着信息化、数字化及智能化技术在医药研发领域越来越广泛而深入的应用,临床试验的流程得以全面向数智化转型,将以电话、邮件的传统沟通方式和以纸质的病例报告表(case report form,CRF)为主要记录手段的模式,转变成以保障数据真实性为中心、以提升临床试验质量为重点、以提高临床试验效率为目标的数智化模式。

　　本书聚焦于数智化时代临床试验数据管理,详细介绍了临床试验相关的国内外法律法规要求和监督检查标准。全面阐述了基于电子数据采集系统(electronic data capture system,简称"EDC系统")的临床试验各个阶段的准备工作、操作流程和常见案例,旨在帮助读者掌握临床试验数据管理的关键步骤、要素及实操。特别关注EDC系统使用过程中可能出现的问题,并提出解决方案,为读者提供全面的临床试验数据管理知识体系。

　　全书共分五章。第一章电子数据采集系统概述,介绍了临床试验EDC系统的发展历程。第二章数据管理规范和标准,介绍了临床试验数据管理相关的国内外法律法规要求和监督检查标准,是临床试验数据管理的重要法规依据及参考。第三章临床试验数据管理流程,介绍了基于EDC系统的临床试验各个阶段需要的准备工作以及相应的标准操作流程。第四章临床试验电子数据采集及管理系统案例分享,介绍了常用EDC系统和各个系统的特点、操作页面。第五章临床试验数据管理常见问题分享,介绍了在数据管理中的常见问题及其解决方案。

　　衷心感谢Vanderbilt University、Medidata、太美医疗科技、德派软件、源资信息科技、璞睿生命科技等机构和公司的大力支持,他们把在数字化临床试验建设中的一些经验和最新理念贡献出来,授权给我们参照和引用。南方医科大学南方医院药物临床试验中心长期致力于探索临床试验数智化平台的建设,并付诸实践。我们始终怀着热情与执着,经历无数次的查阅文献、梳理流程、辩论、核对文字图表,从而撰写了本书。感谢伙伴们的付出及所有支持者给予的理解与支持。

　　由于作者的学术水平及视角等因素所限,书中某些部分难免挂一漏万,甚或有错误之处,希望同行们不吝指正。

编者

2024 年 7 月

目　录

第一章
电子数据采集系统概述

一、电子数据采集系统的定义

临床试验是验证新药(包括器械及体外诊断试剂等)的有效性和安全性必不可少的步骤。保证药物临床试验过程规范,数据和结果的科学、真实、可靠也是《药物临床试验质量管理规范》(Good Clinical Practice,GCP)的宗旨之一[1-3]。

在传统的临床试验中,通常会使用纸质的病例报告表(CRF)来记录和收集受试者的临床试验数据,后续的源数据核查(source data verification,SDV)和数据管理(data management,DM)都依靠纸质的 CRF 来传递和记录。数据管理员(data manager,DM)不仅需要对纸质的数据进行双盲录入,还需要不断地和研究人员进行沟通以保证数据的正确性和完整性。除此之外,如果纸质 CRF 在运输过程中丢失或受损,还会导致数据丢失。所以纸质 CRF 这一形式往往会造成数据录入及其后续统计分析的滞后,数据的有效性、正确性和完整性也无法得到完全保证。

临床试验电子数据采集系统(简称"EDC 系统")是一种利用计算机技术和数据库管理实现的临床试验管理系统。该系统旨在帮助协调和监督临床试验的数据收集、存储和处理,有助于在确保数据质量的同时提升数据采集效率和降低试验成本。通常,数据最先记录在源文件中,然后再转录到 EDC 系统中,并保存于电子病例报告表(electronic case report form,eCRF)中。现代EDC 系统提供了多样化的功能和任务,如数据收集、数据管理、稽查留痕、研究中心管理、质疑管理、受试者管理等,同时还支持多语言、多中心、多用户和多角色等功能,以更好地支持临床试验管理的各个方面。

临床数据管理系统(clinical data management system,CDMS)是临床试验中用于管理临床试验数据的工具。目前 EDC 系统属于 CDMS 的一种,它已成为医药行业中最重要的技术之一,并被广泛应用于临床试验的各个阶段。

通过电子数据采集等新技术的整合,EDC 系统可以更高效、更准确和更方便地管理和分析数据,加速新药和诊断工具的研发,为实现个性化医疗提供有力支持。

二、电子数据采集系统的优势

目前,EDC 系统取代了使用纸质 CRF 收集数据的传统方法,直接使用电子记录,缩短了药品和医疗器械从临床试验至上市的时间[4]。某公司对电子数据采集系统和传统的纸质数据录入进行了对比调查,结果如表 1-1 所示。

表 1-1　某公司对采用电子数据采集系统与纸质录入的临床试验项目的对比调查[5]

条目	电子数据采集系统	纸质
提出并解决一条质疑的平均花费 / 美元	10	60
需要更正的数据占比 /%	0.05~0.1	1~2
因为缺失数据导致的人工质疑占比 /%	0	48
因为数据异常导致的人工质疑占比 /%	5	35

国内多家临床试验机构纷纷引进电子数据采集系统,其中部分医院进行了 EDC 系统使用前后临床试验运行情况比较,结果如表 1-2 所示。通过比较得出了 EDC 系统的引入保证了试验数据的准确和安全,加快了试验进度及缩短了试验周期,且避免了大量数据资源的流失和人工成本的浪费。

表 1-2　EDC 系统使用前后临床试验运行情况比较[6]

条目	使用前	使用后
项目准备	需要准备纸质 CRF	设计 eCRF,进行 EDC 系统功能测试
数据录入	先填写 CRF 再录入数据库	及时录入数据库
查阅	在完成 CRF 前,相关内容只能在各研究中心查看,完成 CRF 后再邮寄给申办者和统计人员	可在网络环境下随时查看 eCRF
数据质量控制	在各研究中心初步检查,且所有数据录入至数据库后,对数据进行全面质量检查	数据录入后可实时查看,可以选择多种核查方式进行质量控制
疑问管理	通过邮件来往处理疑问	在线回答疑问,在系统中留有回答痕迹,便于回溯
数据挖掘	需将 CRF 内容录入数据库后进行分析	遵循标准化的数据模式,可直接导出进行数据分析

三、常见的电子数据采集系统

在国际多中心临床试验中,常用的软件包括 Medidata、Studybuilder、Oracle Clinical 和 ClinTrial 等。这些软件提供的功能涵盖电子招募(e-recruitment)、电子化的试验全过程管理(e-trail)、远程监查(e-monitoring)、药物警戒(phar-macovigilance,PV)、在线教育帮助研究人员理解技术要求、设计细则和标准操作规程(standard operating procedure,SOP)以及电子注册提交工具(e-NDA)等应用方式。这些功能的综合化信息系统可为临床试验提供全面的支持,促进试验的顺利进行和信息系统的完整管理。简单介绍一下目前比较常用的临床试验电子数据采集系统。

Medidata:Medidata 是可提供云端临床试验研究解决方案的供应商之一。它的临床试验电子数据采集系统具有高效性、准确性和实时性,支持多种试验类型,如早期临床试验到临床实验室和整体的生命科学研究。

Oracle Clinical:Oracle Clinical 是一种基于云端计算技术的完整的临床试验数据采集管理系统。它具有完整的试验管理、脚本编写、数据采集、数据管理、数据分析等功能,可以支持多种数据类型和数据格式,包括 CDISC[7]、CSV 和 XML 等,为各种临床试验提供适应性和灵活性。

REDCap:REDCap 是一个开源的临床试验数据采集软件,它能够满足各种临床研究项目的需求。REDCap 具有灵活性和可定制性,适合团队规模较小的研究项目。它也具有高效的用户管理和数据安全性,并且可以与其他工具进行集成。

TrialOne:TrialOne 是一款专为早期临床研究而设计的临床试验管理软件,旨在简化试验设计、数据采集和数据分析。它具有较强的可配置性和可扩展性,可以根据临床试验的不同需求和规模进行适配,提高研究效率和数据质量,从而更快地推进新药的研发进程。

各种临床试验电子数据采集系统各有优势和特点。Medidata 和 Oracle Clinical 都是企业级 EDC 系统,能够满足全球范围内的临床试验需求,并保证数据的安全性和完整性。REDCap 则适合小规模、资源受限的研究项目,其灵活性和可定制性更高,且具有适合科研团队的开源项目品质。

根据我国《药品注册管理办法》规定,申请新药注册,应当进行临床试验[8]。临床试验分为Ⅰ、Ⅱ、Ⅲ、Ⅳ期,各阶段顺次开展,为药物上市提供安全性及有效性的证据支持。各期临床试验基于其不同的目的,在方案设计和开展流程上各具特点,因而临床试验不同阶段对系统的要求也不尽相同。Ⅰ期临床试验"短、小、精、悍"的特点使其对于试验流程的整合程度要求更高,因此Ⅰ期临床试验电子化管理系统应能够为试验开展提供统一的工作平台,充分利用电子系统的整合管理优势和全局统筹视角,使临床试验工作的开展更加紧密、协调、流畅、高效。Ⅱ/Ⅲ期临床试验通常要求在多个研究中心招募大量的受试者,需要获取足够的样本量和相应数据,以评估新药疗效和安全性,了解最有效的剂量和剂量与安全性之间的关系,以及对试验药物的安全性进行详细的评估和监测,确定药物的副作用和潜在风险,因此Ⅱ/Ⅲ期临床试验电子化管理系统应有能提供全面的试验结果数据、试验结果的统计分析、制作数据报告等功能。

不同的临床试验电子数据采集系统具有不同的特点和优势,需要考虑试验规模、试验类型、数据复杂度、功能需求以及财务预算等多方面因素,选择最适合的系统才能达到最佳的临床试验效果。

四、电子数据采集系统的扩展

现阶段有很多 EDC 系统产品可以提供更多的扩展服务,例如电子临床结局评估(electronic clinical outcome assessment,eCOA)和电子患者报告结局(electronic patient-reported outcome,ePRO),eCOA 通常用于记录患者的自评量表、身体状况等信息,而 ePRO 则侧重于患者主观报告的信息,比如症状、生活质量等。EDC 系统作为一个整体框架,不仅可以支持临床试验数据的收集和管理,还能够整合 eCOA 和 ePRO 数据,实现对这些数据的有效监控和分析,研究人员可以更方便地获取、验证并管理患者提供的信息,这也有助于提高数据的准确性、完整性和时效性,从而为临床试验提供更加可靠的数据基础。

"以患者为中心"的理念已成为当前药物研发的核心指导思想,去中心化临床试验(decentralized clinical trial,DCT),也被称为场景可选择式临床试验,正是贯彻"以患者为中心"核心理念与指导思想的新型临床试验。在这种背景下,EDC 系统的建设成为 DCT 中非常关键的一环,EDC 系统通过电子化的方式帮助收集、管理和监控临床试验数据,无论试验地点是否分散,都能够有效支持 DCT 的实施。

参考文献 ————————————————————

[1] 国家药品监督管理局, 国家卫生健康委员会. 国家药监局 国家卫生健康委关于发布药物临床试验质量管理规范的公告 (2020 年第 57 号)[EB/OL].[2024-02-06]. https://www. nmpa. gov. cn/xxgk/fgwj/xzhgfxwj/20200426162401243. html.

[2] 国家食品药品监督管理总局. 食品药品监管总局关于进一步加强药物临床试验数据自查核查的通知 (食药监药化管〔2015〕266 号)[EB/OL].[2024-02-06]. https://www. nmpa. gov. cn/xxgk/fgwj/gzwj/gzwjyp/20151217163901365. html.

[3] 国家食品药品监督管理总局. 国家食品药品监督管理总局关于发布药物临床试验数据

现场核查要点的公告 (2015 年第 228 号)[EB/OL].[2024-02-06]. https://www. nmpa. gov. cn/xxgk/ggtg/ypggtg/ypqtggtg/20151110203701981. html.

［4］ GILL S K, CHRISTOPHER A F, GUPTA V, et al. Emerging role of bioinformatics tools and software in evolution of clinical research [J]. Perspect Clin Res, 2016, 7: 115-122.

［5］ BÉNICHOU C. Adverse Drug Reactions: A Practical Guide to Diagnosis and Management [M]. Paris: JOHN WILEY & SONS, 1994: 223.

［6］ 赵佳, 姜春梅, 郭媛, 等. 我院药物临床试验电子数据采集系统的建立及应用 [J]. 中国药房, 2016, 27 (4): 452-455.

［7］ CDISC. Clinical Data Interchange Standards Consortium [EB/OL].[2024-02-06]. https:// en. wikipedia. org/wiki/Clinical_Data_Interchange_Standards_Consortium.

［8］ 国家市场监督管理总局. 药品注册管理办法 (2020 年 1 月 22 日国家市场监督管理总局令第 27 号公布)[EB/OL].[2024-02-06]. https://www. gov. cn/gongbao/content/2020/ content_5512563. html.

第二章
数据管理规范和标准

一、欧美国家对临床试验数据管理的相关法规

欧美国家 EDC 系统主要遵守现行的电子技术标准、法规和指导原则,主要药政法规如下。

(1)美国《联邦法规 21 章》第 11 款:《临床试验数据电子记录和电子签名的规定(21CRF Part11)》[1]。

(2)《电子通用技术文档规范》(*Electronic Common Technical Document*,eCTD)[2]。

(3)《信息系统验证指南》(*Good Automated Manufacturing Practice*,GAMP)[3]。

(4)《医疗电子信息交换标准》(*Health Level 7*,HL7)[4]。

(5)《临床试验数据交换标准》(*Clinical Data Interchange Standard Consortium*,CDISC)[5]。

(6)《临床试验数据管理规范》(*Good Clinical Data Management Practice*,GCDMP)[6]。

(7)美国食品药品管理局(Food and Drug Administration,FDA)的指导原则《软件验证的通用原则(FDA)——用于临床研究中的计算机化系统》。

(8)欧洲药品管理局(European Medicines Agency,EMA)的《临床试验中电子源数据和数据转录到电子数据采集根据的要求》《临床试验中的电子源数据和转录到电子数据采集工具中的数据》和《临床试验数据共享共同原则》,同时,EDC 系统还遵守国际现行相关临床研究数据管理规范,以及符合人用药品技术要求国际协调理事会临床试验管理规范(The International Council for Harmonisation of Technical Requirements for Pharmaceuticals for Human Use Guideline for Good Clinical Practice,ICH GCP)等[7]。

二、我国对临床试验数据管理的相关法规

2009 年以来,国家药品监督管理局药品审评中心(以下简称"药审中心")借鉴国际相关通用规范和技术指南并结合当前临床试验数据管理现实,起草了《临床试验数据管理工作技术指南》,经专家会议反复讨论并形成终稿,于2012 年 5 月 24 日正式发布。2013 年,为促进我国临床试验数据管理操作和数据质量的整体提升,药审中心特制定《规范药物临床试验数据管理工作的实施方案》,于 2013 年 7 月 9 日发布。

2016 年 7 月 29 日,国家食品药品监督管理总局正式发布《临床试验的电子数据采集技术指导原则》《药物临床试验数据管理与统计分析的计划和报告指导原则》《临床试验数据管理工作技术指南》,这些指导原则对 EDC 系统的数据质量、风险管理、生命周期等问题都作出了解释,并且提出了 EDC 系统版本控制、系统的环境及使用要求和系统基本功能等问题的具体要求。

2021 年 12 月 27 日,药审中心发布了《药物临床试验数据管理与统计分析计划指导原则》,对《药物临床试验数据管理与统计分析的计划和报告指导原则》进行修订,更新了数据管理计划与统计分析计划的技术要求,不再对数据管理报告和统计分析报告的撰写提出技术要求。同时,对 EDC 系统的设计和使用中,还应遵守我国 GCP 的相关规定[7-9]。

参考文献

[1] Federal Government of the United States. Code of Federal Regulations Title 21-Food and Drugs, Part 11-ELECTRONIC RECORDS; ELECTRONIC SIGNATURES [EB/OL]. [2024-08-16]. https://www. ecfr. gov/current/title-21/chapter-I/subchapter-A/part-11.

[2] U. S. Food and Drug Administration. Electronic Common Technical Document (eCTD) [EB/OL].[2024-08-16]. https://www. fda. gov/drugs/electronic-regulatory-submission-and-review/electronic-common-technical-document-ectd.

[3] International Society for Pharmaceutical Engineering. Good Automated Manufacturing Practice (GAMP)[EB/OL].[2024-08-16]. https://www. techtarget. com/whatis/definition/GAMP-good-automated-manufacturing-practice.

[4] Health Level Seven International. Introduction to HL7 Standards [EB/OL].[2024-08-16]. http://www. hl7. org/implement/standards/index. cfm? ref=nav.

[5] Clinical Data Interchange Standards Consortium. CDISC [EB/OL].[2024-08-16]. https://en. wikipedia. org/wiki/Clinical_Data_Interchange_Standards_Consortium.

[6] Society for Clinical Data Management. Good Clinical Data Management Practices [EB/OL].[2024-08-16]. https://scdm. org/uploads/Full-GCDMP-Oct-2013.

[7] 刘川. 临床试验数据管理国际法规的概述 [J]. 药学学报, 2015, 50 (11): 1443-1451.

［8］国家食品药品监督管理总局. 总局关于发布临床试验的电子数据采集技术指导原则的通告 (2016 年第 114 号)[EB/OL].[2023-12-19]. https://www. nmpa. gov. cn/xxgk/ggtg/ypggtg/ypqtggtg/20160729184001958. html.

［9］国家药品监督管理局, 国家卫生健康委员会. 国家药监局 国家卫生健康委关于发布药物临床试验质量管理规范的公告 (2020 年第 57 号)[EB/OL].[2023-12-19]. https://www. nmpa. gov. cn/xxgk/fgwj/xzhgfxwj/20200426162401243. html.

第一节 试验启动阶段

一、数据管理计划撰写

临床试验方案确定后,数据管理员依据临床试验方案撰写数据管理计划,对该临床试验数据管理任务进行限定,包括临床试验各参与方角色与职责、工作内容、标准操作规程等。在执行过程中,数据管理计划可能需要根据实际操作及时更新与修订。

数据管理计划应涵盖的基本内容:试验概述、数据管理流程及数据流程、数据采集/管理系统、数据管理步骤与任务、质量控制。

二、数据库搭建

1. 数据库构建 建库人员根据临床试验项目基本信息［项目名称、方案编号、研究中心信息、申办者信息、合同研究组织(contract research organization,CRO)信息、临床试验现场管理组织(site management organization,SMO)信息、数据管理方信息、统计分析方信息等］、方案整体流程设计(筛选期、基线期、给药观察期、随访期、计划外访视等),数据采集要素［受试者人口学信息、既往疾病史/治疗史、生命体征、体格检查、随机化情况(如适用)、检验/检查结果、试验药/对照药/安慰剂用药情况、合并用药(concomitant medication,CM)、不良事件(adverse event,AE)、严重不良事件(serious adverse event,SAE)、合并治疗等］,数据统计分析设计成可在 EDC 系统上运行的 eCRF,特别注意的是,需充分考虑到研究对象隐私信息的保护。

构建 eCRF 时生成注释版 eCRF,以此形成 eCRF 填写指南。该填写指南主要用于 EDC 系统用户培训。指导研究人员正确完成 EDC 系统的录入、修改、删除等操作。eCRF 填写指南应清晰易懂,对每页表格及各数据点都应有具体说明,如有特殊录入要求的数据的填写规则也应当在填写指南中明确限定。

2. 数据逻辑核查构建　数据管理员、监查员、医学人员及统计人员等共同制订数据核查计划,明确数据核查内容、方式、核查要求以及不同人员的职责分工。随后,根据数据核查计划制定核查规则。数据的完整性、准确性和合理性、一致性是制定数据逻辑核查规则的重要考虑因素。①完整性:如设置数据录入必填项;②准确性:如限制数据录入数值范围或填写内容(仅能录入数值或文字等);③合理性:如关联数据点间的核查,不良事件转归已录入痊愈,但对应使用的合并用药仍持续且未录入结束时间;④一致性:核查源数据与录入数据值是否一致。最后,将核查规则导入所用 EDC 系统完成数据逻辑核查构建。

数据逻辑核查程序不能强制阻止研究人员继续录入数据,也不能引导研究人员录入所谓的"正确"数据,以避免对研究结果产生不利影响。

三、数据库测试

申办者或其委托的第三方负责对 EDC 系统进行用户接受测试。测试会由 EDC 系统的使用者,如临床数据管理人员进行,他们会使用模拟数据来测试系统的性能,验证系统是否能够按照要求正确储存和逻辑核查所有数据,能够正确整合外部数据。必须在招募第一个受试者之前完成所有测试。测试流程包括:准备测试计划书、输入测试数据、执行测试,以及签署、确定和归档测试结果等步骤。测试模块包含:数据库测试、逻辑核查测试、外部数据和 EDC 系统的整合测试。

1. 数据库测试内容　按照数据库测试流程,数据管理员首先制订测试计划书,随后输入模拟数据测试系统功能是否与前期设计及说明书一致。测试内容包括:浏览及录入页面设计,各个访视顺序、访视中的录入表格顺序及每个数据点的顺序,不同用户浏览权限的准确性等。

2. 逻辑核查测试　为了确保 EDC 系统逻辑核查程序的准确性和可靠性,数据管理员需要测试设定好的质疑提示的触发和关闭是否能够按照事先设计正确执行。测试时需充分考虑到各种逻辑情况,用正确及错误的数据进行多次测试,以保证触发功能的准确性。同时还要测试质疑信息的文字和预先的设计是否一致,以及系统是否能够正确管理质疑过程。这些测试结果对于确保 EDC 系统在临床试验中的可靠性是至关重要的。

3. 外部数据和 EDC 系统的整合测试　外部数据来源,常见的有:实验室外部数据、电子日志、交互应答系统的数据等,数据管理员需要测试外部数据与 EDC 系统整合的完整性和正确性,可能包括医学编码系统、交互语音应答系统 / 交互式网络应答系统(interactive voice response system,IVRS/interactive web response system,IWRS)、受试者报告结果(ePRO)、中心实验室数据等。如外部数据库或数据库结构发生改变,都应重新进行测试。

全面的检测文档包括:验证方案、测试细则记录、测试总结报告和验证总结报告等。测试人员需要在每一步测试内容及结果签字确认并存档。

四、用户权限配置

为保证临床试验数据的真实性、准确性、完整性,以及受试者诊疗数据和个人隐私信息的保密性,EDC 系统一般包含用户管理、角色管理、权限配置功能。

1. 用户管理　EDC 系统内全部用户与其用户名独立关联,用户名唯一且密码组合不可重复或相同。用户账号仅限用户本人使用,用户离职后该账号应被注销,但其既往操作数据及痕迹仍保留。

2. 角色管理　EDC 系统角色包括:主要研究者(principal investigator,PI)、研究者、监查员(clinical research assistant,CRA)、临床研究协调员(clinical research coordinator,CRC)、数据管理员(DM)、医学监查人员、建库人员等。必要时为监管部门现场检查人员分配数据浏览权限,在现场检查工作结束后立即关闭该权限。

3. 权限配置　EDC 系统应当基于用户角色进行相应的权限和功能配置,确保授权特定权限的角色可进行相应的录入、修改、删除等操作,如表 3-1 所示。

表 3-1　EDC 系统涉及操作角色及其权限配置

角色	操作权限配置
主要研究者	药物随机、添加受试者、数据录入与查看、质疑处理与回复、电子签名确认等
研究者	药物随机、添加受试者、数据录入与查看、质疑处理与回复等
监查员(CRA)	数据监查、发起、处理、关闭质疑等
临床研究协调员(CRC)	添加受试者、数据录入与查看、质疑处理与回复等
数据管理员(DM)	项目设置,数据审核,发起、处理、关闭质疑,数据库锁定与解锁,数据汇总,数据导出等
医学监查人员	数据查看,发起、处理、关闭质疑,数据汇总,医学编码等
建库人员	数据库建立、eCRF 建立、用户管理、字典编码管理等
监管部门现场检查人员	数据浏览

注:EDC 系统内所有用户操作留痕,保存用户登录日期与时间、操作内容、访问 IP 地址等。

五、数据库上线

在完成 EDC 数据库搭建、逻辑核查设置并经数据库测试合格后,形成测试文档与数据库设计文档一同签字、归档,对系统内用户进行相应的操作培训后,数据库可正式发布上线使用。

第二节　试验进行阶段

一、数据来源确定

申办者、研究者针对临床试验过程中产生的各项文件,确定源数据来源并形成原始数据确认表,作为数据录入源头的依据。

源数据,指临床试验中的原始记录或者核证副本上记载的所有信息,包括临床发现、观测结果以及用于重建和评价临床试验所需要的其他相关活动记录。源文件是源数据的载体,是临床试验中产生的原始记录、文件和数据,可以以纸质或者电子等形式为载体存在,如医院病历、医学图像、实验室记录、备忘录、受试者日记或者评估表、发药记录、仪器自动记录的数据、缩微胶片、照相底片、磁介质、X 线片、受试者文件,药房、实验室和医技部门保存的临床试验相关的文件和记录(包括核证副本等)。

二、数据采集

在临床试验方案确定后,针对数据采集方法、要求、标准等对数据采集人员(研究者或其授权的临床研究协调员)进行培训,熟悉各类型数据采集操作。

纸质 CRF,由研究者或其授权的临床研究协调员依照 CRF 填写指南,准确、及时、完整、规范地填写。随后,通常采用双人独立录入以控制数据质量。

eCRF,由研究者或其授权的临床研究协调员根据源数据直接录入或由电子源数据(如穿戴式设备、电子日记卡等)直接导入。

三、数据逻辑核查

数据逻辑核查,是指根据事先设定的逻辑核查规则,系统实时、自动或人工对所采集数据的格式、内容进行限定(如必填项、有效值验证等)、逻辑验证、源数据核查等系列性操作,保证数据的准确性、完整性、一致性、合理性,以此实现对数据质量把控。

EDC 系统进行数据逻辑核查的时候,可细分成单一数据点逻辑核查和不同但有关联的数据点之间的逻辑核查两个方面。其中,单一数据点逻辑核查主要是指对每个数据点进行核查,如某个数据点填写的值超出了预设范围,系统则会自动发现这种错误并给出警告和提示。关联数据点间的逻辑核查则主要涉及多个数据点之间的关联和逻辑关系,如在研究过程中需要填写不良事件和合并用药两个数据点,某次访视勾选"有不良事件"并且采取措施为"药物治疗",但"合并用药"数据点没有填写或勾选"无",那么系统也会自动识别,弹出质疑提示"合并用药"数据点不应为空或此处逻辑错误,提示研究者或操作者补充填写或修改数据点。

四、数据监查

除上述系统数据逻辑核查之外,还有一种人工逻辑核查方式——数据监查,由临床监查员、数据管理员、统计人员及医学人员等共同完成。在临床试验实施过程中重点关注:①临床监查员对源数据与录入数据之间的一致性和准确性进行核查;②数据管理员在监查员完成核查的基础上,进一步核实数据的一致性、完整性、准确性,确保试验数据合理,并检查是否存在异常值,判断异常值是潜在逻辑问题还是输入错误;③统计人员对数据进行统计学核查,如离群值、缺失值等;④医学人员对开放文本和无序进行数据间的医学逻辑判断。

数据监查的形式有两种:①现场监查,是指在开展临床试验的过程中,由申办者或其代表在研究中心对试验质量进行实地查证与评估。②中心化监查,当前电子数据采集系统的普遍使用以及统计学评估方法的引入,为中心化监查的实施提供了条件,由申办者或其代表使用累积的数据及时地对试验质量进行远程评估。中心化监查作为现场监查的补充,与传统现场监查相结合可提高临床试验的质量和效率,能帮助调整现场监查的频率和协助识别潜在问题数据,从而提示现场监查的重点。

五、质疑管理

质疑管理包括:发起、转发、答复、关闭质疑。可以是系统根据事先设定好的核查逻辑程序反馈结果发起质疑,也可以是数据管理员和/或临床监查员经授权后通过质疑管理模块发出人工质疑。研究者和/或研究协调员对有疑问的数据进行确认、解释或更正;经授权的数据管理员根据答复情况来决定是否关闭该数据质疑或将答复质疑不符要求的数据再质疑。数据质疑记录痕迹均应保存以备查。

六、变更控制

在使用 EDC 系统的过程中,当系统更新、研究方案修订时,可能会使数据的采集方式发生变化从而引起系统变更。变更控制是一个重要的质量管理流程,必须对变更过程进行严格控制,详细记录变更的具体内容、开始日期、结束日期等,以确保原有数据不受损害。在系统变更后,需对更新后的系统进行充分测试,且在重新正式上线前告知所有系统的使用者,以确保新系统的可靠性和稳定性,同时有效降低对数据质量和整体质量的影响。

七、操作轨迹

操作轨迹,是指在 EDC 系统中,对于每个数据点的录入、修改记录被保存在系统中并形成可追踪的操作轨迹,包括录入时间、录入人员、修改时间、修改人员,以及修改前和修改后的值等信息。这些信息都会被系统自动记录并保存,且不允许从系统中删除或修改,以便日后需要查询或审计时使用。通过查看操作轨迹,研究者和运营者可以清楚地了解到每个数据点的变化过程,从而确保研究数据的逻辑性、准确性和可靠性。

例如,研究者想要确定某个数据错漏的原因,可以查看修改轨迹,找到修改记录,并查看修改时间以及修改前和修改后的数据值,以确定是哪里出了问题。此外,对于一些关键的数据点,EDC 系统可以设置不允许修改或仅允许受限人员修改的权限控制,以保证研究数据的准确性和可靠性。

八、电子签名

EDC 系统电子签名,是指使用电子方式对 EDC 系统中的数据或文档进行签名认证。在临床研究中,研究人员需要对产生、修正、维护、存档、复原或传递一些关键数据或文档进行签名才能证明其真实性和可信度。可采用登录密码或系统随机生成的授权码来实现电子签名。在进行电子签名之前,需要确认和声明电子签名与手写签名的关联性和法律等效力,以确保该签名方式能够得到有效的法律认可。被授权的电子签名应该和被授权人的书面手写签名具有同等的法律效力。

具体流程如下:首先,EDC 系统会将需要签名的数据或文档显示在页面上,签名者通过登录密码或系统随机生成的授权码来实现电子签名。签名后,EDC 系统会自动记录签名者信息、签名时间以及签名数据的相关信息,并生成电子签名记录。这样,其他人可以通过查看电子签名记录来确认数据或文档的真实性和签名者的身份。

第三节　试验结束阶段

一、数据审核

数据审核,是需要在完成临床试验数据收集后、在数据库锁定前进行的工作。通常,申办者、研究者、数据管理员、统计人员共同参与数据审核会。流程包括但不限于以下几方面。

(1)研究概况介绍:研究设计、统计分析和计划介绍。

(2)数据采集与管理过程情况:采用的 EDC 系统及版本信息、数据录入截止时间点、质疑管理、外部数据一致性核查情况。

(3)数据库状态介绍:数据库首次上线时间、后续更新版本数据库上线时间。

(4)研究进展情况介绍:受试者筛选情况、首例及最后一例受试者随机时间、最后一例受试者给药结束时间、EDC 系统中最晚访视时间、各剂量组受试者计划入组人数及试验组与安慰剂组人数、各剂量组受试者实际入组与完成例数。

(5)对影响统计分析人群划分构成影响的数据进行审核:受试者脱离情况、数据缺失情况、方案偏离/方案违背(protocol deviations/protocol violations,PD/PV)情况、不良事件情况、严重不良事件情况、合并用药情况、合并治疗情况、其他待解决的数据问题。

(6)形成最终审核决议:确定统计分析人群划分。数据管理员根据数据审核会议内容与决议,形成数据审核报告。

二、数据库锁定/解锁

在研究项目数据审核会后,如果所有的问题都得到解决,确认数据符合质量标准和规范要求,并获取主要研究者电子签名,在通知研究各方参与人员之后数据管理员取消该数据库所有用户的编辑权限并进行数据库锁定。特别注意的是,对于盲法临床试验,揭盲需在数据库锁定之后方可进行。

数据库锁定后原则上不再进行解锁操作,仅在所需修正或更新数据会对研究结果产生重大影响时进行解锁,一般性数据错误附以说明文件即可。如确需解锁的,解锁条件和流程必须符合 SOP 规定,并进行详细记录。

三、数据导出

数据管理员在数据库锁定后,将数据导出传输给统计人员,统计人员启动统计分析流程及撰写统计分析报告、临床试验总结报告。在此过程中,数据管理员还应完成数据管理报告,对数据管理过程形成的数据和文档进行归档保存。这些工作的完成有助于确保临床试验数据的质量和可靠性,并为后续临床试验研究结果的分析和解读打下基础。

四、文档归档与保存

根据原国家食品药品监督管理总局正式发布的《临床试验的电子数据采集技术指导原则》[1],在数据库最终锁定后,应归档临床试验全流程中采集的所有受试者的数据及其录入、修改等稽查轨迹。研究机构、申办者归档文件要求如下。

1. 研究机构的归档文件　研究结束后,申办者将 eCRF 存储在持久性高且不能被编辑的储存介质中(如光盘、移动硬盘等),递交研究机构存档。研究机构以签名的方式确认接收,并归档签字文档备查。基于 EDC 系统的临床试验则保存 PDF 格式的 eCRF。

2. 申办者的归档文件

(1)数据管理计划书和数据管理总结报告。

(2)数据核查计划。

(3)用于统计分析的清洁数据库。

(4)eCRF 构建的全套内容,包含 eCRF 表单、逻辑核查、衍生变量等。

(5)空白的 eCRF 和注释 eCRF(PDF 格式)。

(6)每个受试者完整的 eCRF(PDF 格式)。

(7)各研究机构收到 eCRF 归档的确认函。

(8)EDC 系统用户手册、eCRF 填写指南。

(9)与 EDC 系统和流程相关的 SOP。

(10)EDC 系统的验证文件。

(11)EDC 系统用户接受测试文件。

(12)各机构研究者的电子签名声明。

(13)研究过程中的 EDC 系统的变更(如系统升级,eCRF 版本升级等)的测试文件与再上线通告。

(14)与 EDC 系统恢复有关的文件。

(15)EDC 系统技术支持服务协议或合同。

(16)申办者和研究人员的培训材料与培训记录等培训证明文件。

(17)锁定后研究数据的更改记录。

(18)稽查轨迹。

(19)用户权限历史记录(所有 EDC 系统用户的用户名、访问权限及其发布、更改,或失活的日期)。

(20)灾难恢复过程的相关文件。

(21)研究过程中的应急计划的相关文件。

附：医学编码

在 EDC 系统中，医学编码是指将不良事件名称、药物名称、症状、体征、疾病诊断名称、病史资料、药物禁忌证及适应证等医学条目进行统一的定义及规范的过程，编码的目的在于保证其唯一性、准确性及通用性，使得数据在不同系统和研究中是可以相互比较和共享的。常见的医学编码标准包括以下四种。

国际疾病分类（international classification of diseases，ICD），ICD 编码是由世界卫生组织（World Health Organization，WHO）制定的世界通用疾病分类系统，用于对疾病、伤害和死因进行编码和分类。

药物编码系统，常见的包括药品通用名（generic name）和药品商品名（brand name）的编码系统，如美国国家药品编码（national drug code，NDC）和国际药品编码（international nonproprietary name，INN）等。

医学主题词表（medical subject headings，MeSH），MeSH 编码是由美国国家医学图书馆（National Library of Medicine，NLM）开发的对医学主题进行分类的编码系统，用于医学文献的索引和检索。

监管活动医学词典（medical dictionary for regulatory activities，MedDRA），MedDRA 是一种用于报告、分类和分析药物不良反应和医学事件的标准术语编码系统，广泛应用于临床试验和药物监管领域。

在 EDC 系统中，采集相关数据时，研究人员可以使用这些医学编码系统来标准化和统一数据，从而实现跨系统、跨研究的数据一致性和可比性。这有助于提高数据质量、推动临床研究数据的共享和比较分析。

参考文献

[1] 国家食品药品监督管理总局. 总局关于发布临床试验的电子数据采集技术指导原则的通告 (2016 年第 114 号)[EB/OL].[2024-02-19]. https://www. nmpa. gov. cn/xxgk/ggtg/ypggtg/ypqtggtg/20160729184001958. html.

第四章
临床试验电子数据采集及管理系统案例分享

第一节　临床试验电子数据采集及管理系统 A

临床试验数据采集及管理系统 A 主要是 I 期临床试验数据实时采集与管理的系统。I 期临床试验电子化管理系统首先需符合国内及国际相关法规和标准的要求,包括: ICH GCP、国家药品监督管理局 (National Medical Products Administration,NMPA) 的《药物临床试验质量管理规范》(GCP) 和《药物 I 期临床试验管理指导原则 (试行)》,以及 NMPA 发布的一系列临床试验电子数据采集相关标准和指导原则。

系统 A 是全球早期临床研究领域中可靠和有效的试验管理软件之一。它严格遵循 ICH GCP 的相关要求,帮助中国的研究人员完成超过 400 多项临床试验,包括但不限于向中国、日本、新加坡、马来西亚、美国等国家递交申报资料的临床研究。

该系统最大的优点是实现了实时采集临床试验数据的创新,将 eSource 系统与 EDC 系统合二为一,减少了数据的转录,改变了临床试验的数据处理模式。另外该系统可以根据不同的试验方案进行定制,实现与医院检验系统数据的互通,并具备可靠的电子签名、稽查轨迹、严格的权限管控,保障了数据的完整性和真实性。

一、招募

不同于 II 期至 IV 期临床试验,I 期临床试验的受试者一般为健康成人。较多的试验机构选择第三方招募公司代为集中提供潜在受试者。但这种途径招募的受试者来源复杂,层次参差不齐,其中甚至不乏 "职业" 受试者。这对受试者的权益和临床试验的质量都造成了潜在的隐患。基于招募功能流程 (图 4-1-1),I 期临床试验电子化管理系统应能提供受试者招募管理功能,即在工作使用中积累维护本机构的受试者数据库,并可在未来实现多中心受试者数据库的共享以及通过设置自主注册内容初步收集潜在受试者信息,以便试验的初步筛选。如图 4-1-2 所示,机构用户可在受试者库中进行受试者的添加、查找、管理和招募。

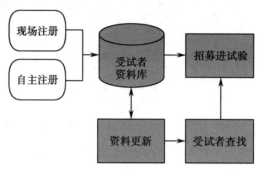

图 4-1-1　招募功能流程图

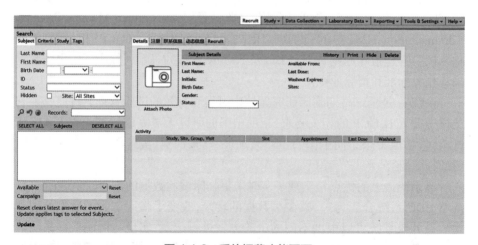

图 4-1-2　系统招募功能页面

现场注册:在受试者注册页下,输入所有必填的受试者信息(红色字体 * 标记的受试者信息为必填项目),点击右下角 Add Subject 按钮添加受试者,见图 4-1-3。

在创建受试者注册模板时,用户可以添加部分简单的公式,如 BMI(body mass index,体重指数)等。在注册受试者时,注册页面的该 Event 后会显示计算器图标,点击 Save Subject 后,系统会自动计算该 Event 的结果,见图 4-1-4。

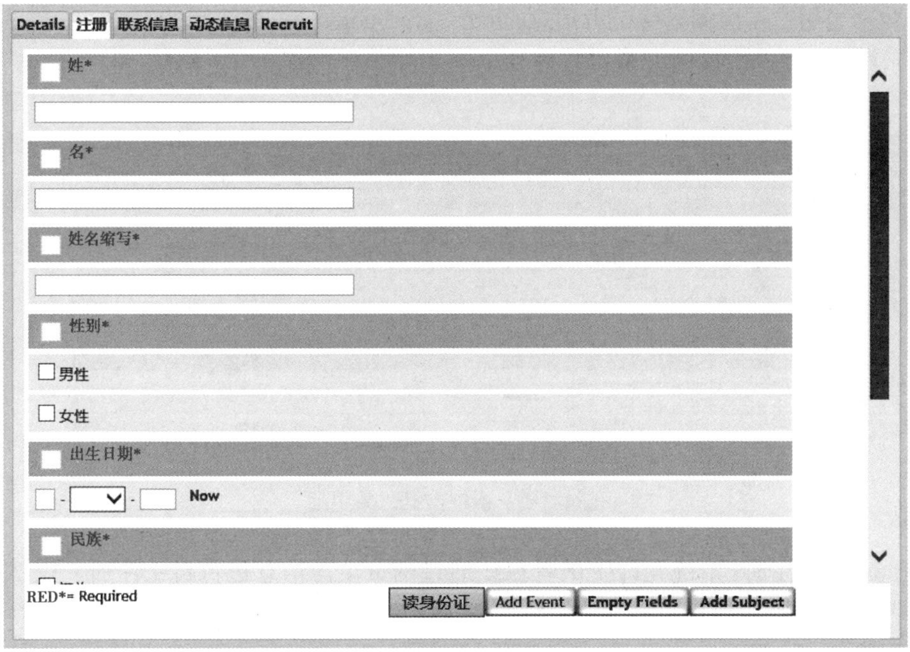

图 4-1-3　系统添加受试者页面

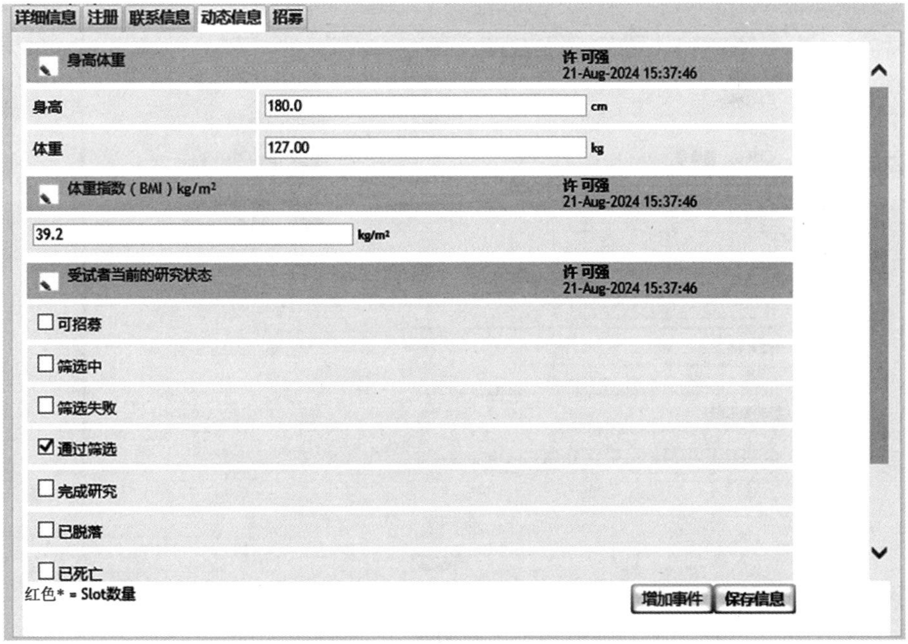

图 4-1-4　系统数据采集页面

当用户再次编辑受试者信息,点击 Save Subject 后,被编辑的 Event 后会显示🕐图标,点击该图标可以查看该 Event 的修改记录及历史信息,见图 4-1-5。

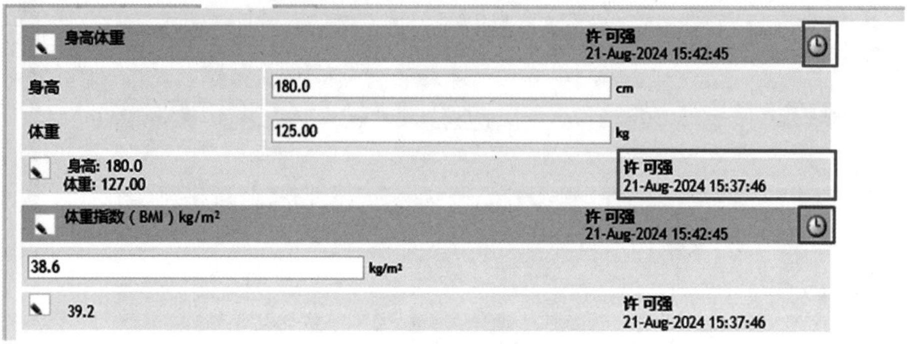

图 4-1-5　系统数据采集页面

自主注册:系统允许受试者在线通过网页填写信息进行自主注册。受试者自主注册的模板可在 Tools & Settings>Configuration>Recruit 标签页进行配置。

受试者填写自主注册页面(图 4-1-6)的注册信息,并选择意向的 Study,点击 Submit。

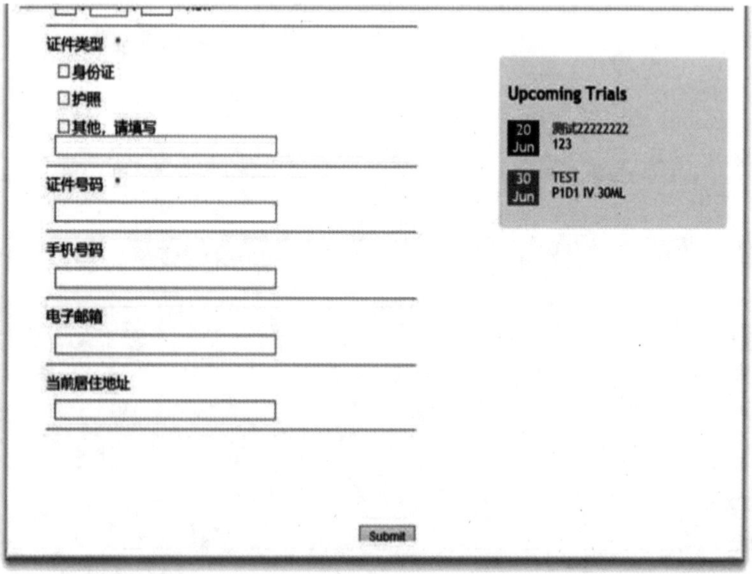

图 4-1-6　受试者自主注册页面

返回招募页面,勾选Hidden,点击查找 🔍 图标,在查找框中选择一位自主注册的受试者,右侧Self-Reg打开并显示自主注册时填写的信息,审核受试者填写的数据,点击Confirm确认受试者,见图4-1-7。

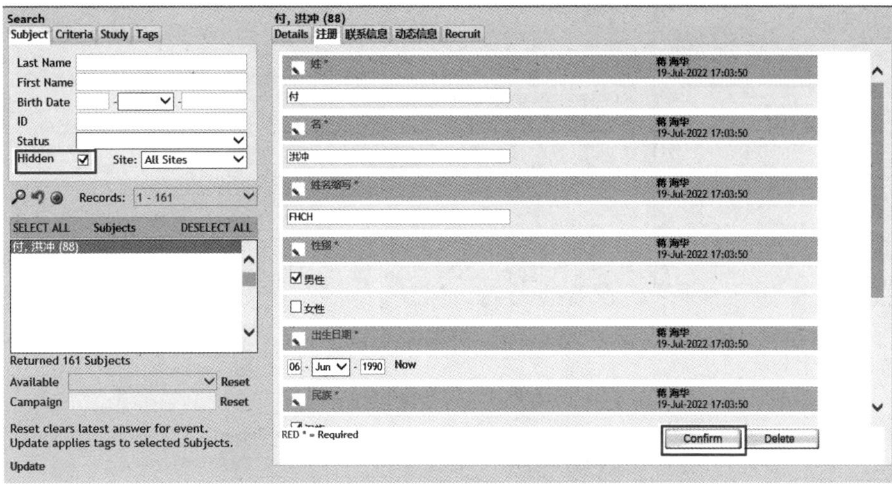

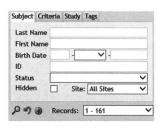

图4-1-7　受试者注册数据审核页面

添加完受试者后,需要将受试者分配到研究中心,该受试者才能进入该中心的项目。

如图4-1-8所示,在筛选搜索窗口,用户可以通过Subject、Criteria、Study或者Tags查找受试者库中已经注册或者已添加到试验中的受试者,也可根据不同的条件搜索受试者,如姓名、ID、状态等。如图4-1-9所示,根据筛选条件,会在筛选区下方显示受试者列表,当选中某个受试者后,在页面右侧会显示出该受试者的关键信息、当前所在Site和已经参与的Study。

图4-1-8　筛选搜索窗口

受试者姓名下方是自定义选项卡(图4-1-10),可由用户自定义设计,最多可设置6个。

点击招募选项卡(图4-1-11),显示出受试者可以参加的试验,勾选后如不符合入选标准,系统会提示不符合的信息,如符合则显示可分配Slot号(即系统给定的从小到大的唯一序号,如不显示,可调整Appointment)。

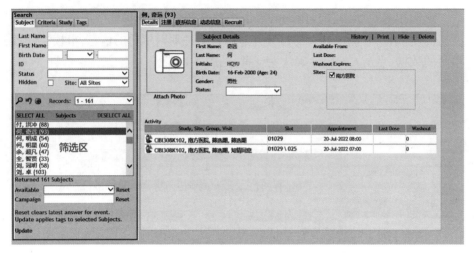

图 4-1-9　筛选结果窗口

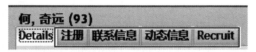

图 4-1-10　选项卡

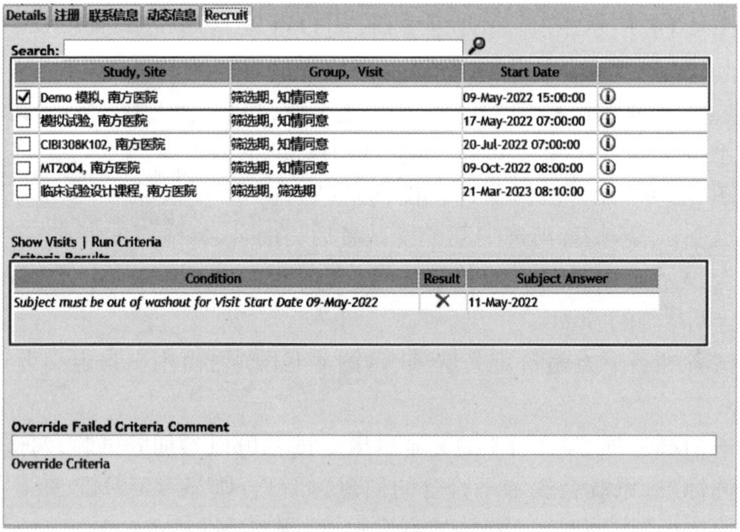

图 4-1-11　招募选项卡页面

用户也可以通过预先设定的 Criteria（查找条件，在 Tools & Settings>Criteria Template 下进行配置）查找受试者，见图 4-1-12，同时也可以指定研究中心查找受试者。在 Get random subjects only 处输入数字，可随机返回指定数量符合条件的受试者。如果不填写，默认返回全部符合条件的受试者。

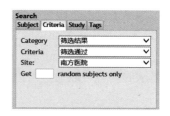

图 4-1-12　招募查找条件设置页面

二、数据采集

普通 EDC 系统是在纸质数据采集后由人工二次录入到系统，实时采集数据比纸质数据更有优势。当用户点击 Slot 后将打开 Capture 选项卡，这里将显示该受试者在该次 Visit 中所需采集的数据。在网络全面覆盖及网速稳定的条件下，所有采集的数据将立即上传保存并同步显示，用户可以在第一时间对数据进行审核，及时发现和处理问题，Capture 页面可以设置提示信息，当用户试图离开 Capture 页面，但还有未签名的 Event 时，会弹出提示框。

不同角色拥有该角色的权限来限制访问或执行 Event（即作为临床试验中要采集的信息或要执行的临床操作）。Event 类型大致分为两种，分别为 Timed 类和 Quicklist 类。

Timed："Reference Event" 会根据给药时间重新调整给药后 Event 的计划时间，确保用户知道样本何时采集不会超窗，用户提前或延迟采集样本系统会弹出提示框要求填写注释。

Quicklist：非实时采集 Event 和计划外 Event（不良事件，治疗药物病史）信息。

在数据采集界面系统会根据试验计划，按照时间顺序显示即将发生的 Event，帮助操作人员更好地准备，界面中已签名的 Event 和已采集的 Event 将自动隐藏。

在进行数据采集时，一般由操作人员在 Subject Search 页面输入受试者 ID，或使用扫码枪扫描受试者手腕带条码，见图 4-1-13。

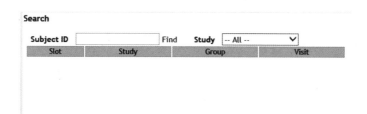

图 4-1-13　系统 Subject Search 页面

扫描受试者手腕带条码后跳转到 Capture 页面(图 4-1-14),顶部显示当前的 Study、Site、Group、Visit、Slot、Status(受试者状态)和 Schedule 名称;Capture 页面右上角的 Subject Details 显示受试者 ID、姓名缩写、出生日期、年龄及照片(具体显示的内容可以通过角色权限进行控制)。

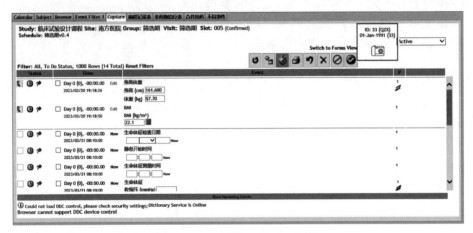

图 4-1-14　系统 Capture 页面

系统支持 2 种数据采集模式。一种是 Real Time View,即实时数据采集模式,所有数据的记录时间即为操作时间;另一种是 Form View,即表单数据采集模式,用户可以在数据采集完成后补录数据,数据采集时间需要手动录入。

在 Real Time View 中,显示需要执行的 Event 的计划时间,见图 4-1-15。

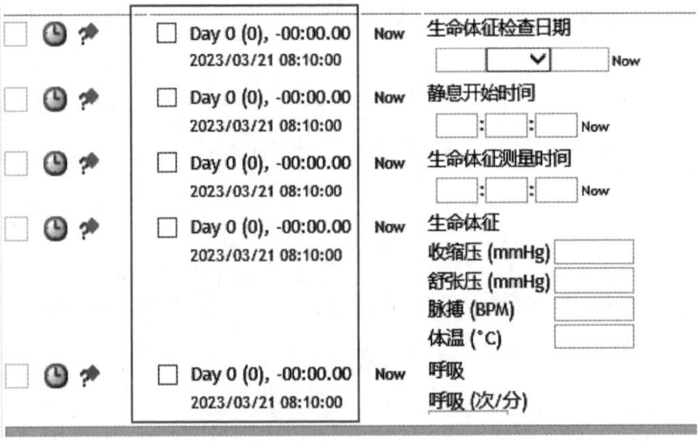

图 4-1-15　系统实时数据采集页面

当选中 Timed Schedule 中的 Event 时,若当前时间未超过 Event 的计划时间,剩余的时间显示为蓝色(图 4-1-16)。

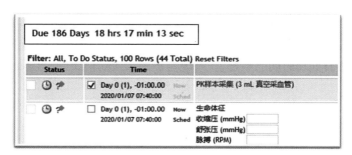

图 4-1-16　系统实时数据采集页面

如果当前时间已超过计划时间,超出的时间显示为红色(图 4-1-17)。

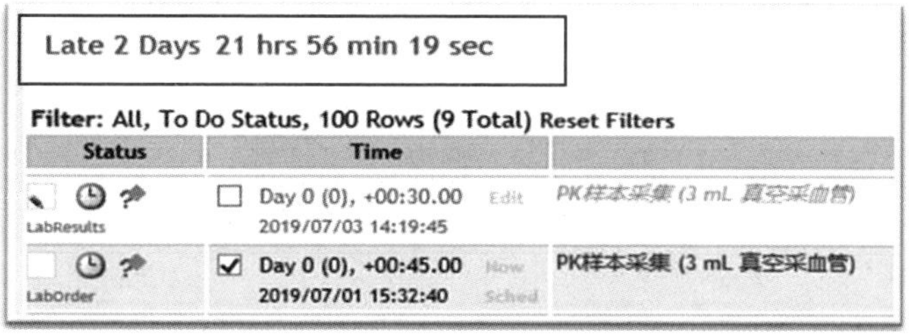

图 4-1-17　系统实时数据采集页面

例如选择一个采血 Event(字体颜色为红),扫描采血管条码或手动输入进行采集,见图 4-1-18。

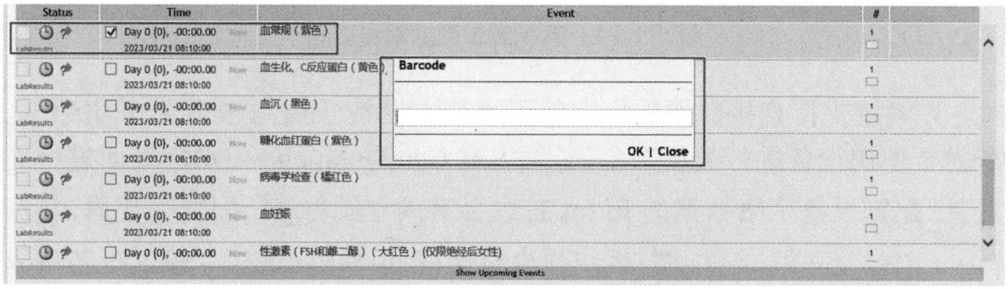

图 4-1-18　系统实时数据采集页面

数据采集完毕,点击"Now"或者"Sched"即记录采集时间,采集完毕后可点击"Edit"修改采集时间但需要填写注释,在操作结束后,需点击 ✅ 图标进行电子签名。

Form View 用于输入来自其他源的 Event 的实际采集时间(例如纸质源文件)。所需的日期和时间格式可以在 Configuration > Data Collection 设置,将鼠标悬停在日期和时间的字段上,系统会提示录入的格式,见图 4-1-19。

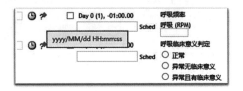

图 4-1-19　系统表单数据采集页面

在"表单数据采集"模式下,显示以下内容(图 4-1-20)。

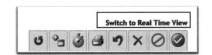

图 4-1-20　系统表单数据采集页面

用户必须通过填写以下字段来记录 Event 的日期和时间,见图 4-1-21。

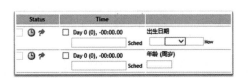

图 4-1-21　系统表单数据采集页面

A 系统支持直接数据采集即使用第三方设备,如电子血压计采集数据。若需要使用设备进行数据采集,必须先在 Configuration > DDC 页面进行配置,已配置设备采集数据的 Event 右边会有闪电图标 ⚡,配置完成后,勾选 Event 前的复选框,点击 ⚡,系统弹出对话框,根据提示扫描/输入设备条码号,点击 Confirm(条码可以提前打印出来贴在设备上),即可使用设备进行数据采集,见图 4-1-22。

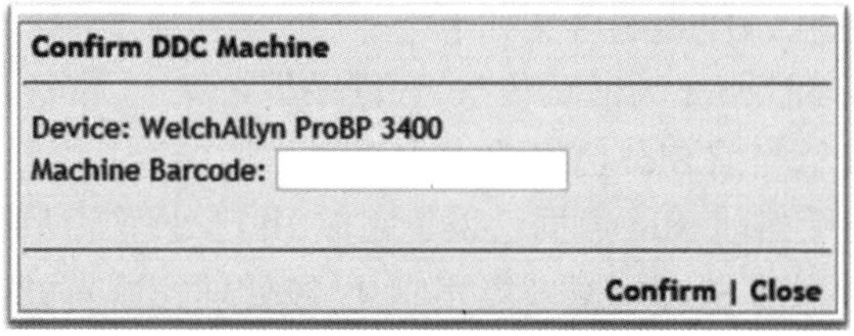

图 4-1-22　第三方设备数据采集页面

　　手动启动设备并进行测量,在确认后,设备中的数据将填充到对应 Event 的 Answer 字段中。

　　在数据采集过程中如果有异常情况,需要添加注释,可以在该 Event 中选择对应的 Answer 使用"New Comment"链接添加评论和注释,见图 4-1-23。

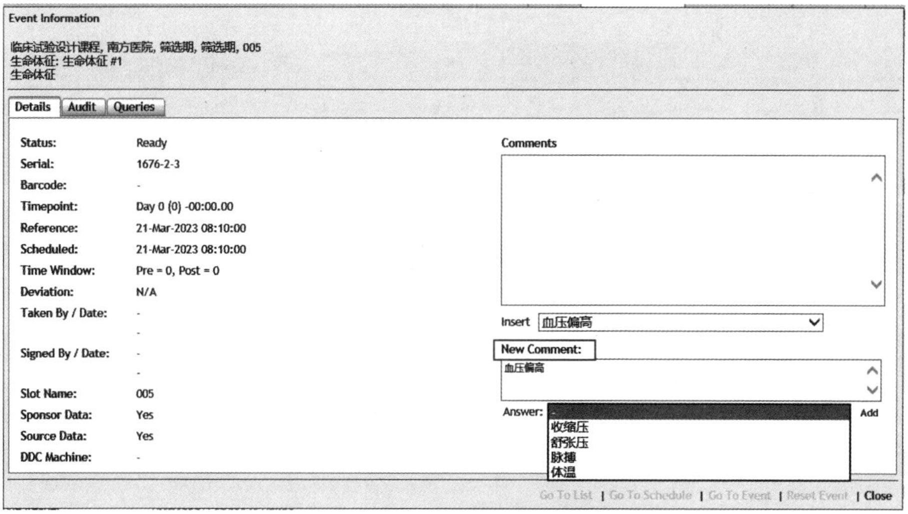

图 4-1-23　数据异常情况注释页面

　　数据采集完成后进行审核,审核权限根据角色设置,常用的审核角色为数据管理员、监查员、研究者、申办者。监查员或数据管理员从数据采集界面或 Quicklist 审查数据后可质疑,系统会发送电子邮件给数据采集人员,相关人员可在用户面板下查看与自己相关的质疑,从而进行回复。

　　在 A 系统中进行数据审核时,首先需要进入 Study、Visit,选择 Slot,点击 Confirmed,依次对每个 Event 进行审核,确定数据采集完整无异议,勾选属于当前审核角色的 Event Review 复选框,所有 Event Review 角色都完成审核后,将 Slot 设置为"Complete"状态,进行 Slot 审核签字。如图 4-1-24 所示,Slot

有四种状态,每个状态代表的含义如下。

Active 表示当前 Slot 为活跃状态,数据采集未完成,审核工作未完成。

Cancelled 表示当前 Slot 已经取消或剔除。

Complete 表示当前 Slot 数据已采集完成,并已处理完所有的 Query。

Locked 表示当前 Slot 数据采集完成,已经处理完所有的 Query,并且 Slot 审核完成。

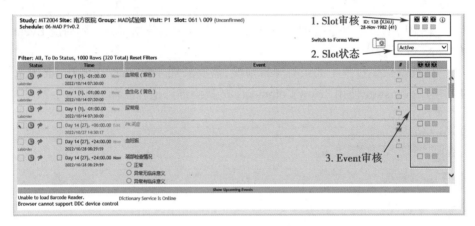

图 4-1-24   数据异常情况注释页面

A 系统涵盖数据采集和数据审核的功能,见图 4-1-25,当 Slot 状态为 Active、Locked 或 Cancelled 时,无法进行 Slot 审核签字,审核数据需要有与审核等级相对应的角色,若没有设置审核级别和审核角色,在 Capture 页面不显示 Event Review 及 Slot Review 复选框,Quicklist 页面不显示 Slot Review 复选框。

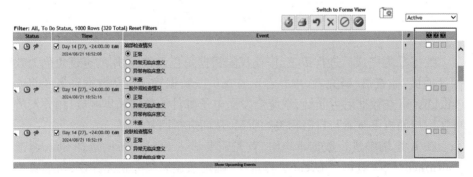

图 4-1-25   数据审核页面

对单个 Event 进行审核,请选中每个 Event 旁边对应审核等级的复选框。(对单个 Event 的审核只需要 Event 已签字即可,不需要 Slot 改为 Complete 状态,且审核时无须进行电子签名。)

当完成所有 Event 的数据审核后,可以签署 Slot 审核级别,在界面右上角勾选当前账户的审核级别复选框,系统弹出对话框,会要求输入用户密码进行电子签名确认。

用户针对在 Capture 中采集数据发起的 Query,或 Quicklists 中发起的 Query,可以在用户面板上快速查看,如图 4-1-26 所示。

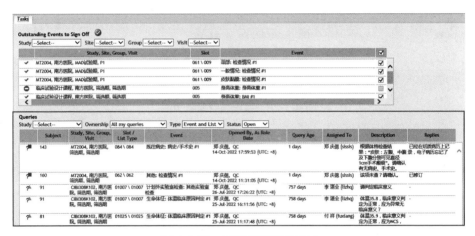

图 4-1-26　系统质疑查看页面

如果在 Configuration 页面上设置了有效的电子邮件地址,当有新的 Query 发出时,系统会自动发送一封电子邮件到预留邮箱,其中包含提出 Query 所在的 Study,Group,Visit,Slot 和 Event 的详细信息。

在用户面板上,Query 会以不同颜色显示,如图 4-1-27 所示。

🏴	不存在质疑
🚩	存在分配给当前登录的用户或角色的开放质疑
🏴	有开放的质疑,但并未分配给当前登录的用户或角色
🏴	有关闭的质疑

图 4-1-27　质疑标识

在 Capture 页面点击 Event 的 Query 图标或 Event Information 弹出窗口中的 Queries 选项卡,如果单个 Event 有多个 Query,可使用右侧的滚动条上下拖动进行选择,如图 4-1-28 所示。

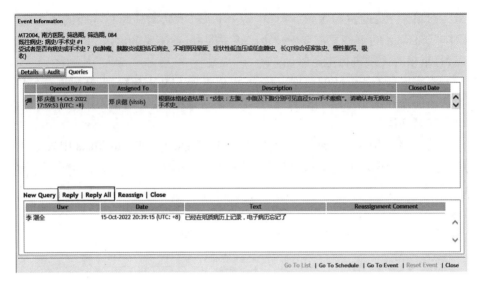

图 4-1-28   系统质疑查看页面

单击 Reply，回复最近一次处理该 Query 的用户；单击 Reply All，回复给分配到 Query 的所有用户 / 角色，包括在回复之前 Assign 的用户 / 角色以及用户在回复期间选择添加的任何新用户 / 角色，如图 4-1-29 所示。

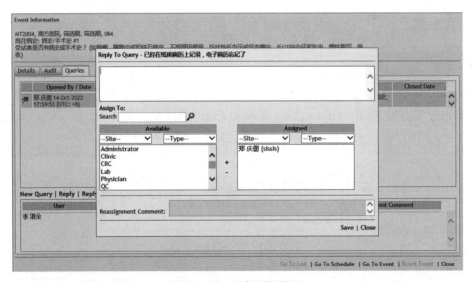

图 4-1-29   回复质疑页面

在回复 Query 弹出框中输入回复内容，系统将 Query Assign 推给其他需要回复的角色 / 用户。

三、Scheduler

登录 A 系统,点击 Tools & Settings > Scheduler 即可打开 Scheduler 的登录页面。在 Scheduler 面板的左侧显示有 Library 菜单栏和 Schedules 菜单栏。

Library 菜单栏中包含可用于创建 Schedule 的项目素材: Answers、Barcode Masks、Comments、Events、Sample Tasks、Skill Resources、Roles 及 Domains,如图 4-1-30 所示。

图 4-1-30　系统建库页面

其中 Skill Resources 在当前版本中暂无作用,本文件中不做介绍。其他项目均可作用于 Events,用于配置 Events 的不同属性。配置完成后,最终将 Events 拖到 Schedules 中进行数据库搭建。

1. Library　在 Library 库中可创建 Event 的 Answer(Answer 类型分为: Select, Text, Number, Date 和 Time)。可在 Library 中为 Answer 分配 CADSH (clinical-associated data structure for healthcare,医疗保健临床相关数据结构)/ SDTM(study data tabulation model,研究数据制表模型)变量名,为数值 Answer 设置范围; 在 Library 中创建 Event,向 Event 添加 Answer,为样本分配条形码和样本处理流程,为 Event 分配角色和预定义的注释,分配 WHO-Drug, MedDRA 字典。

Library 中的 Events 浏览树共分为四层,第一层是主目录,第二层是 Category,第三层是 List,第四层是 Event(图 4-1-31)。主目录无法编辑,用户可以新建或编辑 Category、List 及 Event。其中 Answers,Barcode Masks, Comments,Events,Sample Tasks,Skill Resources,Roles,Domains 为第一层主目录; 不良事件、人体测量、人口统计学、入排标准等为第二层 Category; 入排标准中的入组信息、入组结论、入选标准、排除标准、筛选结论为第三层的 List; 入组信息中的随机日期、是否随机、随机号和未随机原因为第四层 Event。

点击 Event List，可以在右侧看到属性栏，如图 4-1-32 所示。在属性栏中可以给 Event List 分配 Domain Category 及 Domain，将被应用于该 Event List 中的所有 Event。此外，还可以给 Event List 分配 List Type，作用于创建 Tracking 类型的 Schedule。最下方的 Display Levels for all Events 勾选后，会将当前 Event List 下包含的所有 Event Details 中的 Display Levels 属性勾上（之后新建的 Event 不会默认勾选 Display Levels）。

创建新的 Event 后，见图 4-1-33，可以在右侧的属性栏对 Event 属性进行编辑。同样可以在对应的标签中对 Event 的 Answers 和 Sample Tasks 进行设置。

Event 类型如下。① Standard：多数常用 Event 的类型。② Reference Time：参考 Event，作为 Timed Schedule 中其他 Event 的时间参考点。通常是给药 Event。③ Non Reference：Event 将用于计算洗脱期，但不作为其他 Event 的时间参考点。④ Sample：样本 Event，包含样本任务，并需要在 Tracker 中记录。

可以在 Event 中设置 Window（时间窗），超窗的 Event 会要求用户在签字前输入 Comment。若 Pre/Post Window 设置为 0 则代表 Event 没有前 / 后时间窗。该设置会在 Event 被拖拽到 Timed Schedule 的 All Events 时起效。

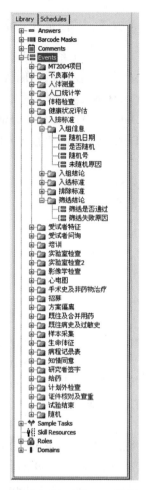

图 4-1-31　Library 菜单

Properties for Library Event List "不良事件" (#542)

Domain Category
SDTM

Domain
(ae) Adverse Events

List Type
AE

☑ Display Levels for all Events

图 4-1-32　Event 属性查看

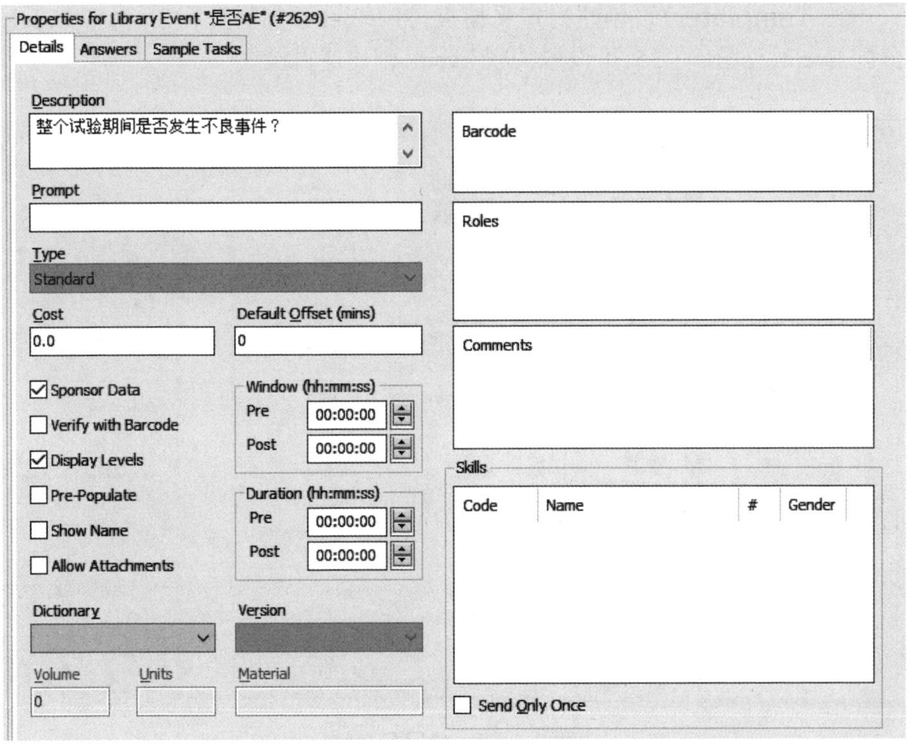

图 4-1-33 创建 Event

将 Library Answers 拖拽到 Event 的 Answers 标签下,可以为 Event 添加 Answer。Answer 添加到 Event 后,可以编辑 Answer 的属性。见图 4-1-34。

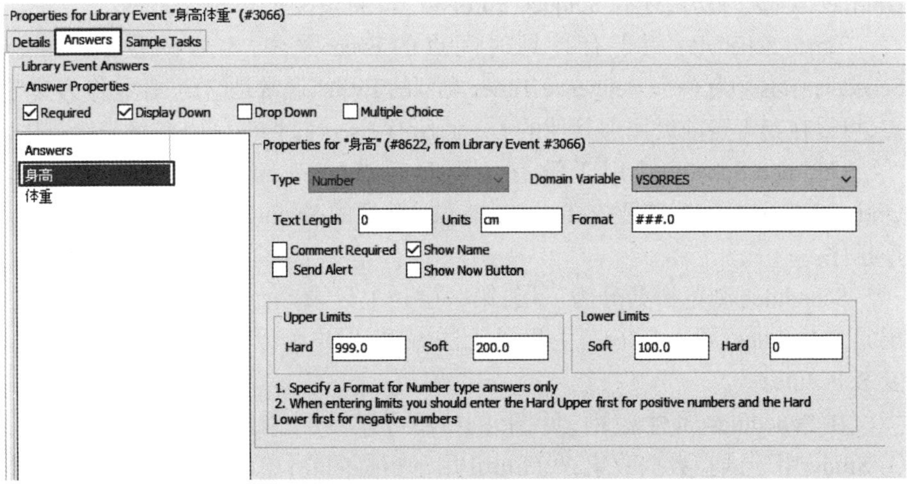

图 4-1-34 添加 Answer

2. Template 可创建自定义模板,将 Event 添加到日程中,为 Schedule 分配 Event,见图 4-1-35,可设置关联 Event,创建逻辑检查。

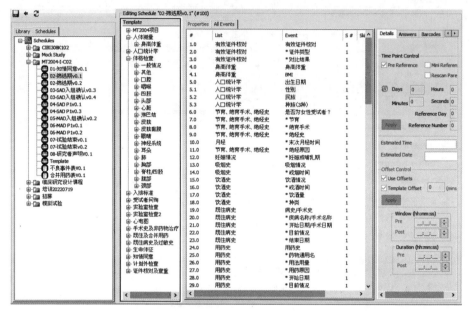

图 4-1-35 分配 Event

3. 创建 Schedule Schedules 是研究的基础结构,根据类型的不同有多种用途。Study 类型的 Schedules 类似于电子病历,可以用于收集临床试验过程中产生的数据和记录,根据试验的时间要求,Study Schedules 又可以分为 Timed 和 Untimed 类型。此外,还有 Subject、Enrol 和 Tracking 类型的 Schedules。

Timed Schedule:用于有计划时间点的 Event 采集,比如试验期。Timed Schedule 中必须有一个 Reference Times 类型的 Event(通常是给药时间)作为参考点,可以在参考点前后添加其他的 Event,所有 Event 按照时间点和优先级排序。

Untimed Schedule:用于没有计划时间点的 Event 采集,比如筛选期。Untimed Schedule 不需要 Reference Times 类型的 Event,Event 按照拖拽的顺序排序。

Schedules 浏览树共分为三层,第一层是主目录,第二层是 Category,第三层是 Schedules(图 4-1-36)。主目录无法编辑,用户可以新建或编辑 Category 及 Schedules。

在 Schedules 属性栏中,见图 4-1-37,可以看到 Schedules 的四种类型:① Study 用于试验数据收集;② Enrol 用于招募问卷;③ Tracking 用于计划外的表单;④ Subject 用于招募受试者。

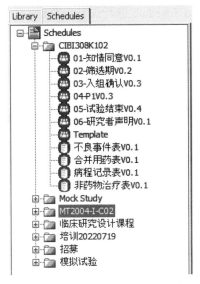

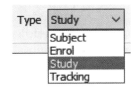

图 4-1-36　Schedules 浏览树　　　　　　图 4-1-37　Schedules 属性

添加 Schedule 完成后,即可在右侧设计 Schedule,见图 4-1-38。使用拖拽方式复制和移动设计元素,并启用激活,Library 库中的所有项都可以复制和重复使用。

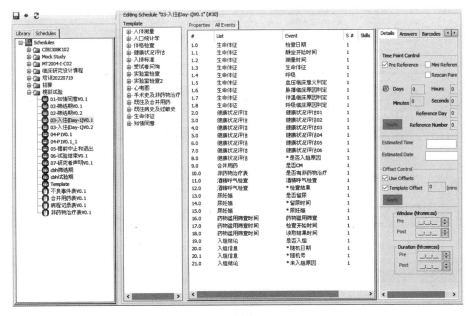

图 4-1-38　设计 Schedule

其中给药 Event(*)必须选择为 Timed Schedule 进行设计。Timed Schedule 中需要至少一个 Reference Times 类型的 Event。每次将参考 Event 添加到 All Events 中时,系统会根据 Reference Number 在 All Events 标签后方添加 Ref# 标签,Ref# 标签后会跟随 Reference Number,如 Ref#1,Ref#2 等。Ref# 标签仍 按照参考 Event 的 Time Point 排序。添加 Reference 步骤:①将所需 Event 从 Library 拖拽到 Schedule 的 Template 中。②在右侧的 Time Point Control 中, 设置 Time Point 以及 Reference Day 和 Reference Number。③将参考 Event 从 Template 拖到 All Events 中。④若要添加更多的参考 Event,更改 Time Point 以及 Reference Day 和 Reference Number(Reference Day 和 Reference Number 至少改一个),然后将参考 Event 从 Template 拖到 All Events 中即可。⑤在 Timed Schedules 中,同样可以设定 Event 的预计日期和时间(Estimated Date/ Time)。为第一个参考 Event 设定预计时间后,其他所有 Event 都会根据 Time Point 自动计算出预计时间。该时间仅用于 Schedule 的设计,不作为受试者数 据采集的计划时间。如图 4-1-39 和图 4-1-40 所示。

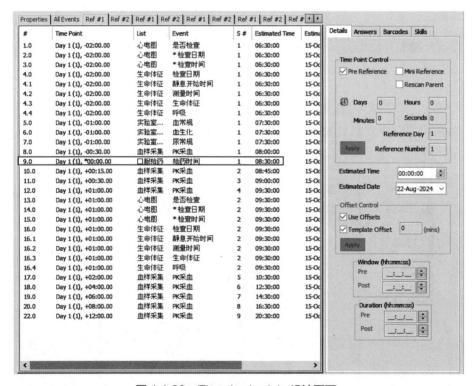

图 4-1-39　Timed schedule 设计页面

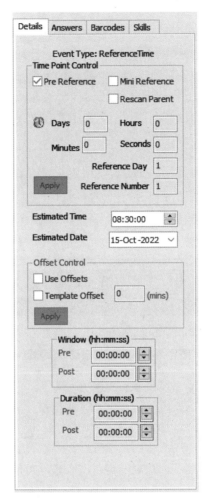

图 4-1-40 Timed Schedule Event 参考时间设置

4. 智能数据采集 Event 自动计算配置如图 4-1-41 所示。

Validation（Edit Check）：开始日期<停止日期；Vitals 的变化不超过 10%。

自动计算：BMI、尿量、QTcF 平均值。

预填充：重复使用先前访视中提供的 Answer，系统会自动填充。

四、Tracker

用户登录后，Tracker-Sample 处理页面如图 4-1-42 所示。

在处理 Sample 之前需要创建容器（batch），如离心机、冷冻机、冻存盒等，这些容器可以供同一任务的多个 Sample 放进容器中进行处理，见图 4-1-43。

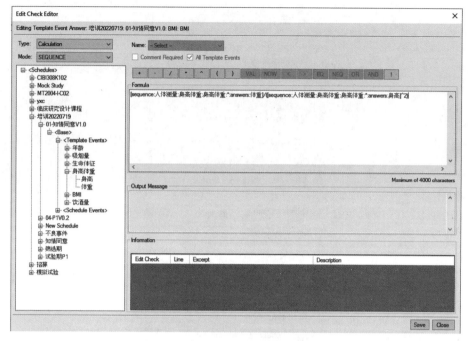

图 4-1-41 Event 自动计算配置

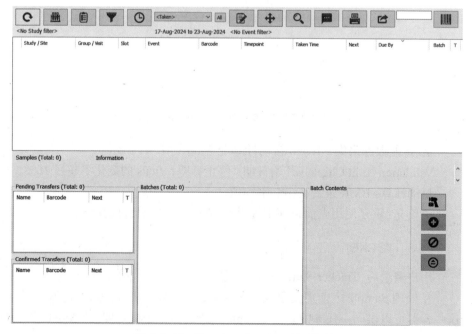

图 4-1-42 Tracker-Sample 处理页面

点击 Tracker 界面右下角的 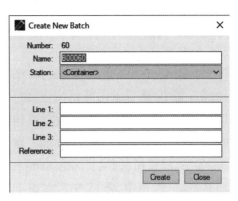 按钮,再单击 New ⊕ 按钮创建一个容器;
选择容器性质,容器分为 Station Batch
和 Container Batch 两类;使用 Station
Batch 对 Sample 进行批量处理时,
Station Batch 可以重复使用,且不需要
在指定的 Sample 任务下创建,如离心
机或冷冻机等。创建 Station Batch 时,
可设置一键启动 Batch 功能,勾选此
功能后,当使用该容器时,可以点击
Start ⊙ 按钮启动该 Batch;创建
Container Batch 时,需要在 Sample Task
下指定 Sample 任务进行创建。

图 4-1-43 创建样本容器

创建新容器时系统会自动为该容器分配一个条形码,见图 4-1-44。扫描
该条形码即可打开或关闭容器(Batch 的条形码是唯一的,不会被重复分配使
用);Station Batch 和 Container Batch 的条形码标签可以在 Tracker 页面进行
打印(系统网页端只能打印 Station Batch 的条形码标签);选中创建好的容器,
点击打印 🖨 按钮,选择使用的标签模板和打印机,点击打印图标即可;如需要
将 Sample 扫描到容器中,Sample 必须和容器具有相同的 Sample 任务才能将
Sample 放入容器中。

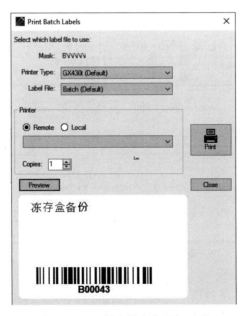

图 4-1-44 创建样本容器条形码

创建容器后,可以查看该容器的内容并添加或移除 Sample。点击 Sample 处理界面窗口右下角的批处理模式 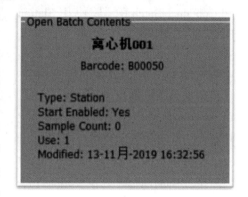 按钮,扫描容器条形码(如离心机或冷冻机),打开容器。样本容器确认如图 4-1-45 所示。

扫描 Sample 条形码将 Sample 添加到容器中,然后单击开始按钮 ⊙ 以记录时间(如适用)。单击 ⊙ 开始时,容器将自动关闭;移除 Sample,点击 ⊖ 移除按钮,扫描要移除 Sample 的条形码号;单击 ⊘ 关闭按钮可关闭打开的容器(或再次扫描打开容器的条形码)。

图 4-1-45 样本容器确认

用户可以在容器中添加容器,以创建 Container Batch 和 Station Batch 的层次结构。如把冻存盒放入冷冻机中,如图 4-1-46 所示。在容器模式下,扫描第一个容器的条形码(如冰箱);扫描要放入父容器中的子容器条形码(如冻存盒)。系统将弹出 "Add Batch to Batch" 的提示框,是用于确认是否在容器中添加所创建的容器,如图 4-1-47 所示 "是否将 ContainerC 放入 FreezeA 中?",点击 "是(Y)" 确认,子容器放入父容器中并排列在父容器下。如需移除子容器,点击移除 ⊖ 按钮,扫描子容器的条码,子容器从父容器中移除。

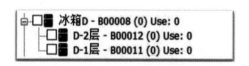

图 4-1-46 样本子容器

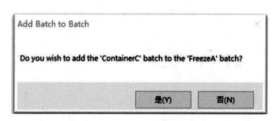

图 4-1-47 添加样本子容器

在 Sample Task 下拉框中选择一个 Task 后,单击 ⊞ 按钮,可显示即将进行此 Task 的任务 Sample。Workload 页面右侧包含自动刷新功能,勾选后,系统会自动刷新显示在工作站等待处理的 Sample。默认的自动刷新时间在数据库 Setting 表中进行设置(Tracker Refresh Seconds=30),默认单位为秒。

单击 按钮,可查看任务执行历史,注意:Tracker 任务操作执行后才会有操作历史,且 Sample 在当前任务下只能查看上一个 Task 的操作历史,不能查看当前操作情况。操作历史可以 CSV 格式导出到本地。

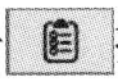

五、项目管理

在项目概要页面,显示当前 Study 的信息,包含 Site、Visit、Type、Start(访视开始时间)、Required(Visit 中所有 Slot 的数量)、Assigned(指已分配 Subject 的 Slot 的数量)、Current(指可移动到下一个 Visit 的 Slot 的数量),Slot 不同状态的数量:Active、Completed、Locked、Query Totals(Query 汇总信息)等,如图 4-1-48 所示。

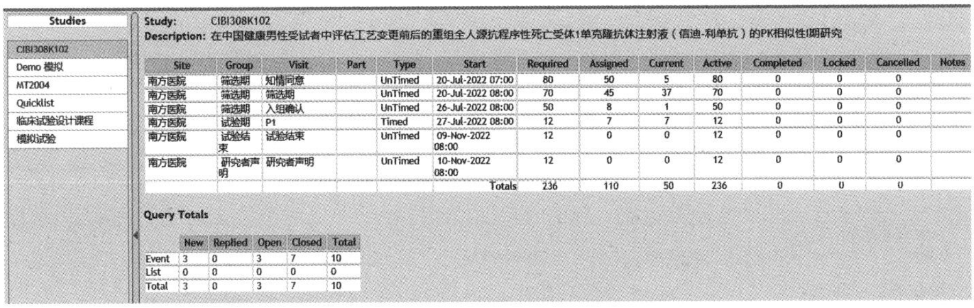
Studies
CIBI308K102
Demo 模拟
MT2004
Quicklist
临床试验设计课程
模拟试验
Study: CIBI308K102
Description: 在中国健康男性受试者中评估工艺变更前后的重组全人源抗程序性死亡受体1单克隆抗体注射液（信迪-利单抗）的PK相似性I期研究
Site Group Visit Part Type Start Required Assigned Current Active Completed Locked Cancelled Notes
南方医院 筛选期 知情同意 UnTimed 20-Jul-2022 07:00 80 50 5 80 0 0 0
南方医院 筛选期 筛选期 UnTimed 20-Jul-2022 08:00 70 45 37 70 0 0 0
南方医院 筛选期 入组确认 UnTimed 26-Jul-2022 08:00 50 8 1 50 0 0 0
南方医院 试验期 P1 Timed 27-Jul-2022 08:00 12 7 7 12 0 0 0
南方医院 试验结束 试验结束 UnTimed 09-Nov-2022 08:00 12 0 0 12 0 0 0
南方医院 研究者声明 研究者声明 UnTimed 10-Nov-2022 08:00 12 0 0 12 0 0 0
Totals 236 110 50 236 0 0 0
Query Totals
New Replied Open Closed Total
Event 3 0 3 7 10
List 0 0 0 0 0
Total 3 0 3 7 10

图 4-1-48　项目概要页面

项目设计用于创建访问、Slot 和设计受试者路径、安全性治疗研究细节。

Details:Study 基本信息创建页面,可设置自主招募链接、试验的状态,Setting 中可设置试验的盲态,为导出报表压缩包添加密码,设置研究领域,进行 Laboratory、Reference Range Rule 的设置和选择。项目基本信息创建页面如图 4-1-49 所示。

Schedule:可配置为该项目设计的 Slot Schedule 和 Quicklist Schedule。项目添加 Schedule,见图 4-1-50。

Structure:可创建相关访视、为某个访视关联设置下添加 Slot、可设置预约时间以及应用 Schedule。项目 Structure 页面,见图 4-1-51。

Security:控制用户和角色访问 Study 及不同访视的权限。项目 Security 页面,见图 4-1-52。

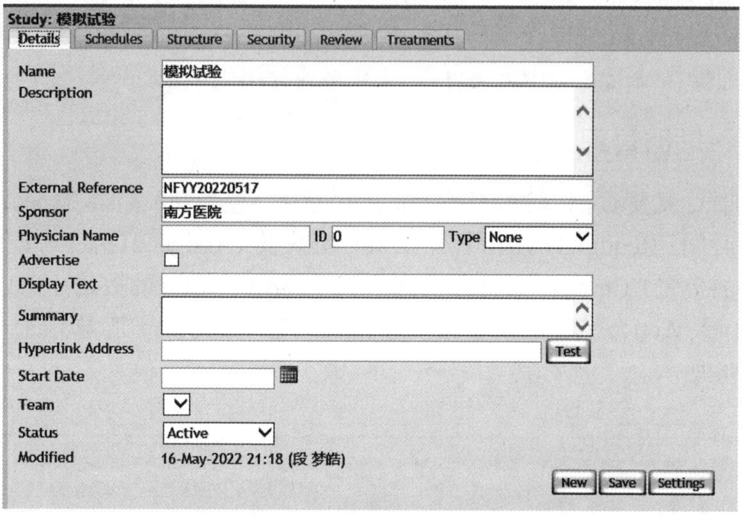

图 4-1-49　项目基本信息创建页面

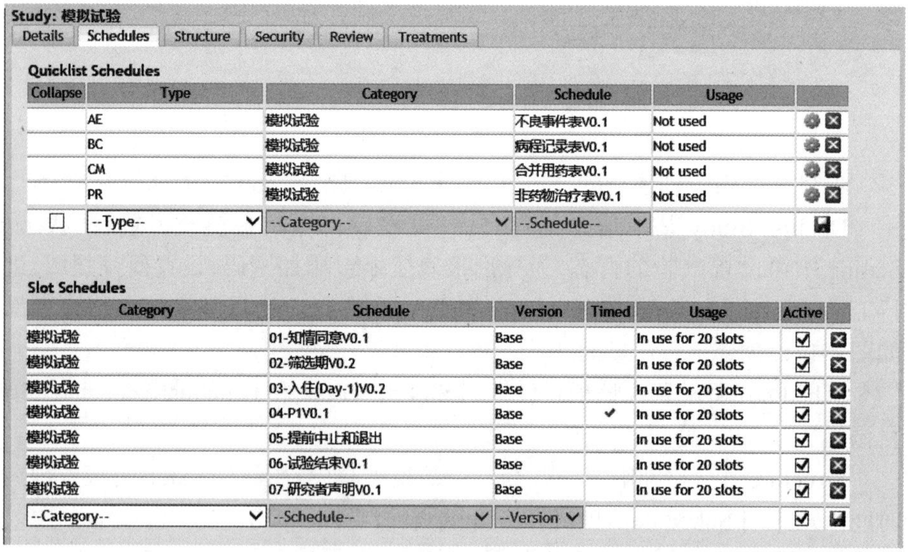

图 4-1-50　项目添加 Schedule

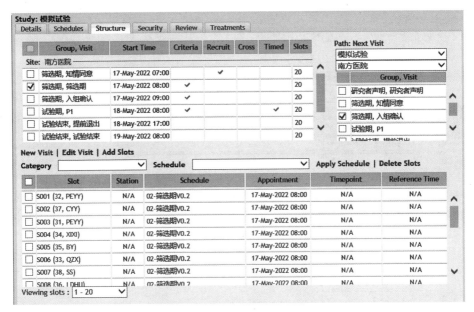

图 4-1-51　项目 Structure 页面

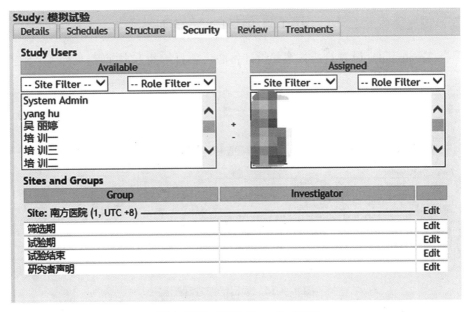

图 4-1-52　项目 Security 页面

Review：设置 Study 中数据采集及实验室检查结果的审核等级角色及邮箱地址。项目 Review 页面，见图 4-1-53。

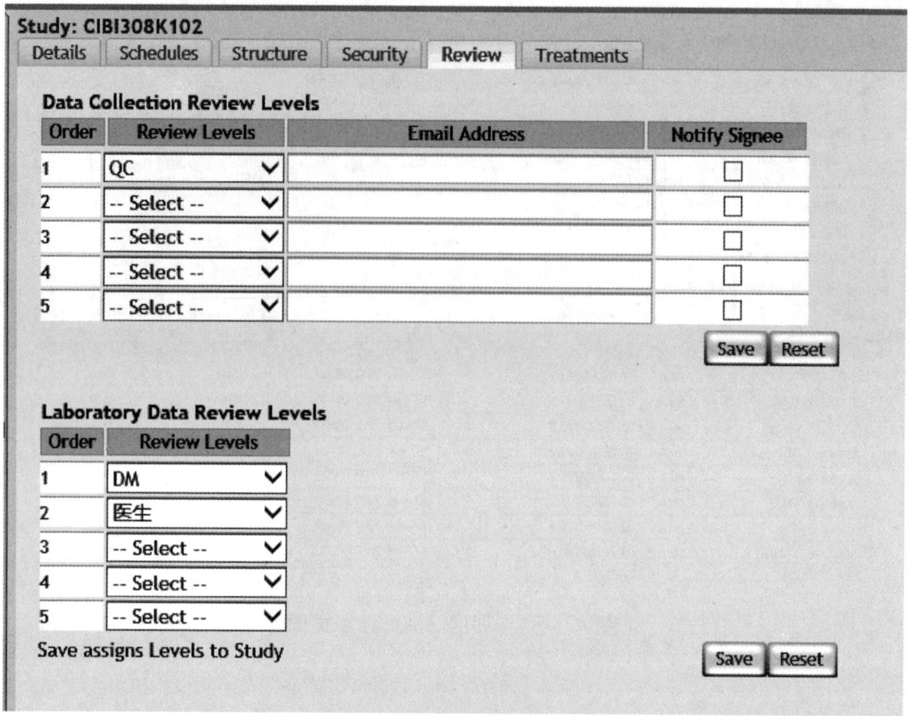

图 4-1-53　项目 Review 页面

Treatments：设置给药方案并设计盲法。项目给药方案配置，见图 4-1-54。

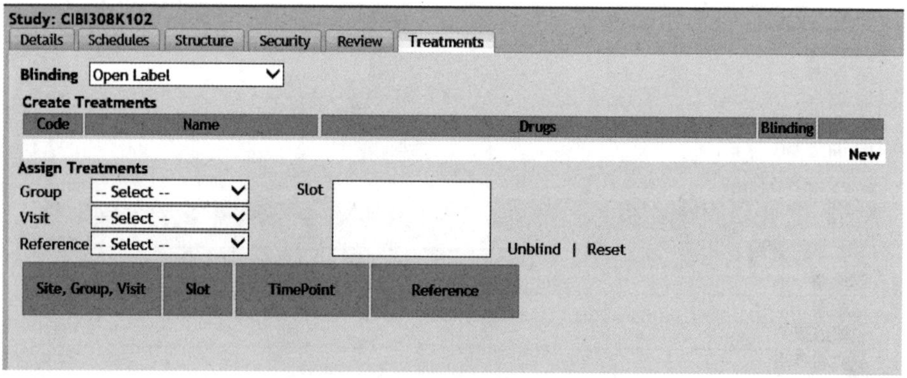

图 4-1-54　项目给药方案配置

在项目管理中可以进行 Slot 管理（图 4-1-55），根据不同访视移动受试者，选择当前访视，显示受试者信息，通过 Next 将受试者移动到其他访视。

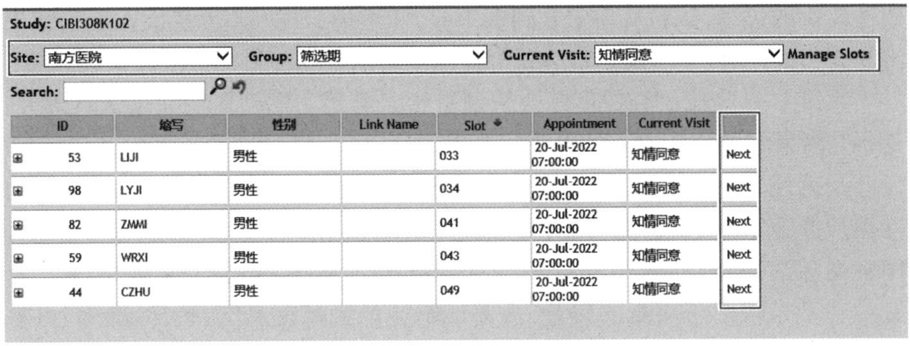

Study: CIBI308K102

Site: 南方医院　Group: 筛选期　Current Visit: 知情同意　Manage Slots

Search:

ID	缩写	性别	Link Name	Slot	Appointment	Current Visit	
53	LIJI	男性		033	20-Jul-2022 07:00:00	知情同意	Next
98	LYJI	男性		034	20-Jul-2022 07:00:00	知情同意	Next
82	ZMMI	男性		041	20-Jul-2022 07:00:00	知情同意	Next
59	WRXI	男性		043	20-Jul-2022 07:00:00	知情同意	Next
44	CZHU	男性		049	20-Jul-2022 07:00:00	知情同意	Next

图 4-1-55　项目 Slot 管理

六、系统报告

在安装环境时已经配置部分报表在系统中。项目报告如图 4-1-56 所示。

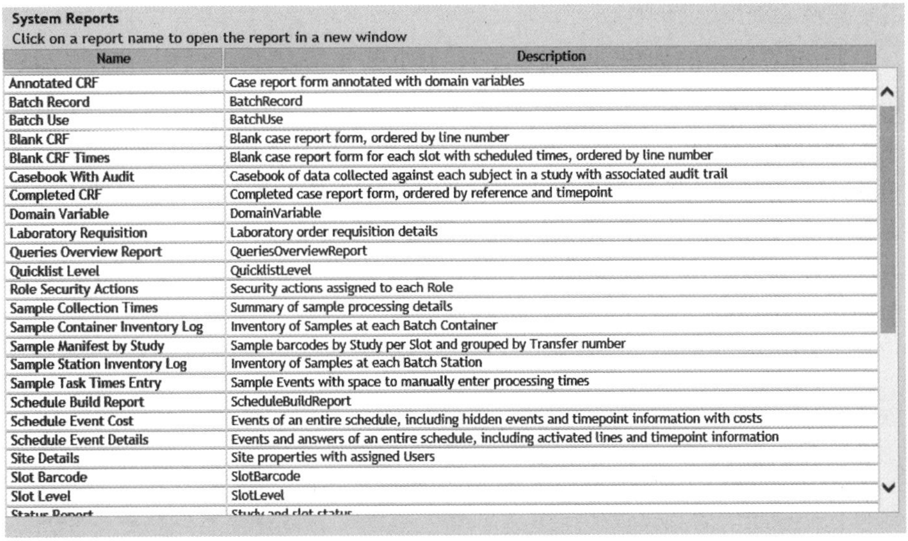

System Reports

Click on a report name to open the report in a new window

Name	Description
Annotated CRF	Case report form annotated with domain variables
Batch Record	BatchRecord
Batch Use	BatchUse
Blank CRF	Blank case report form, ordered by line number
Blank CRF Times	Blank case report form for each slot with scheduled times, ordered by line number
Casebook With Audit	Casebook of data collected against each subject in a study with associated audit trail
Completed CRF	Completed case report form, ordered by reference and timepoint
Domain Variable	DomainVariable
Laboratory Requisition	Laboratory order requisition details
Queries Overview Report	QueriesOverviewReport
Quicklist Level	QuicklistLevel
Role Security Actions	Security actions assigned to each Role
Sample Collection Times	Summary of sample processing details
Sample Container Inventory Log	Inventory of Samples at each Batch Container
Sample Manifest by Study	Sample barcodes by Study per Slot and grouped by Transfer number
Sample Station Inventory Log	Inventory of Samples at each Batch Station
Sample Task Times Entry	Sample Events with space to manually enter processing times
Schedule Build Report	ScheduleBuildReport
Schedule Event Cost	Events of an entire schedule, including hidden events and timepoint information with costs
Schedule Event Details	Events and answers of an entire schedule, including activated lines and timepoint information
Site Details	Site properties with assigned Users
Slot Barcode	SlotBarcode
Slot Level	SlotLevel
Status Report	Study and slot status

图 4-1-56　项目报告

报表中的内容和排版可以修改；用户也可以将自己设计的报表添加到系统中。

第二节　临床试验电子数据采集及管理系统 B

临床试验的进行是从探索性阶段逐步深入到验证阶段的新药安全性和有

效性评价的过程,试验从单中心到多中心,样本量与规模不断扩大。试验结果将为药物的注册、上市及上市后评价提供重要的证据与科学依据。

系统 B 是临床研究数据综合管理平台。满足 I 期到Ⅳ期临床试验,特别是研究者发起的临床研究的电子化要求,具备:研究病历模板创建、CRF/eCRF 设计及创建、中央随机、药物管理、受试者宣教、在线随访、访视日程提醒等功能模块。兼具 EDC 系统功能,与医院信息系统(hospital information system,HIS)对接后,实现数据批量采集、录入与导出。为临床试验的实施和 GCP 质量管理带来效率与质量的提升,为保证临床试验数据真实、科学、准确、可靠提供支持。可以全面支持区域化、多中心、各专科随机对照试验(randomized controlled trial,RCT),也能够满足药品上市后研究、真实世界研究、流行病学研究需求。

当前临床研究项目多为连续性项目,即为多问卷项目,故本节主要针对多问卷项目数据库设计及数据管理案例进行介绍。

一、eCRF 建库

1. 问卷项目的创建 多问卷项目的创建,包括设计问卷、中央随机、执行访问、数据管理、统计分析、日志管理等基本环节。一个多问卷项目是由数个子问卷组成,故创建一个多问卷项目需编辑数个子问卷。

(1)创建问卷:问卷列表界面可以创建、编辑子问卷。点击问卷列表页面上的新建问卷或者新建按钮,逐个进行单问卷的创建。

创建完成后,可进行单问卷的编辑、设置、删除、度量等功能。问卷列表页面如图 4-2-1 所示。

问卷名称	填写人	题目数量	类型(事件,流程)	公开状态	操作
COPD—入选排除标准	全部	4	流程	公开中	∠编辑 ∠复制 ✿设置 🗑删除 ✿度量 🧧红包
COPD—基线	全部	130	流程	公开中	∠编辑 ∠复制 ✿设置 🗑删除 ✿度量 🧧红包
COPD—随访1	全部	67	流程	公开中	∠编辑 ∠复制 ✿设置 🗑删除 ✿度量 🧧红包
COPD—随访2	全部	66	流程	公开中	∠编辑 ∠复制 ✿设置 🗑删除 ✿度量 🧧红包
COPD—合并用药	全部	3	事件	公开中	∠编辑 ∠复制 ✿设置 🗑删除 ✿度量 🧧红包
COPD—不良事件	全部	5	事件	公开中	∠编辑 ∠复制 ✿设置 🗑删除 ✿度量 🧧红包
COPD—不良事件(副本)	全部	5	无	公开中	∠编辑 ∠复制 ✿设置 🗑删除 ✿度量 🧧红包

图 4-2-1 问卷列表页面

(2)设计问卷:此处可编辑问卷内容并完成设置问卷。左侧为问卷预览区域,右侧为问卷编辑区域。编辑区域内容,会同步结果到预览区域。设计问卷页面如图 4-2-2 所示。

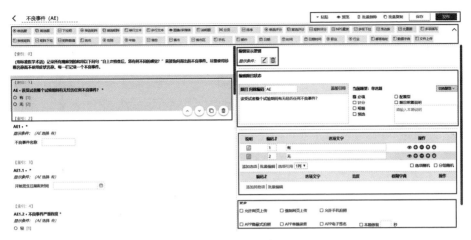

图 4-2-2 设计问卷页面

编辑问卷页面,共分为以下七个版块。

1)问卷设置版块:对正在编辑的问卷进行设置,包括粘贴、预览、批量删除、批量复制、题组随机、保存、发布等。

2)题目类型版块:展示所有可编辑的题目类型,如图 4-2-3 所示;单击题目标号增加题目,主要支持单选题、复选题、下拉框、单选矩阵、复选矩阵、单行文本、多行文本、其他变化题型,其中的前七种题型是问卷常用的问题题型,设置后可转化为其他变化题型。

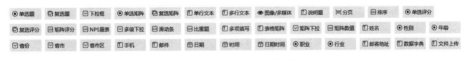

图 4-2-3 题目类型版块

3)问卷版块:在编辑问卷的时候,可提供所编辑题目的预览功能,并且可以通过拖拽的方式调整题目的位置。问卷版块如图 4-2-4 所示。

4)逻辑版块:可以设置当前问卷题目显示/隐藏的逻辑,见图 4-2-5。

点击编辑的图标,通过下拉框选择与本题相关的题目选项并设置匹配条件:或者/并且;点击添加,右侧出现选择好的逻辑,此时逻辑编辑完成。可对建好的逻辑进行删除操作。逻辑显示编辑见图 4-2-6。

注意:设置的逻辑是此题显示的条件,只有条件符合才会显示本题目,如果该题目没有编辑显示逻辑则默认题目是显示的,不会受到其他题目逻辑的影响。

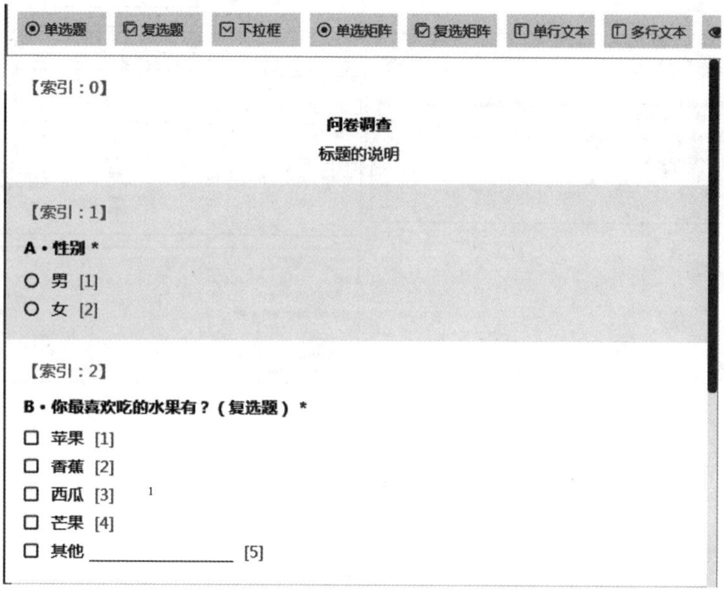

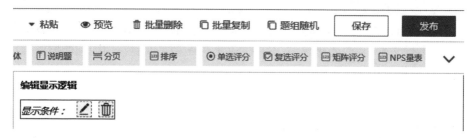

图 4-2-4　问卷版块

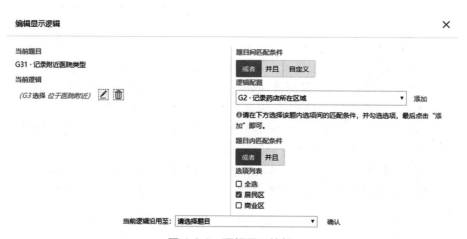

图 4-2-5　逻辑版块

图 4-2-6　逻辑显示编辑

5)题目设计版块:编辑该题目编码、标题内容、添加引用,勾选是否为必填题目、配置型、题目前置说明等,见图 4-2-7。

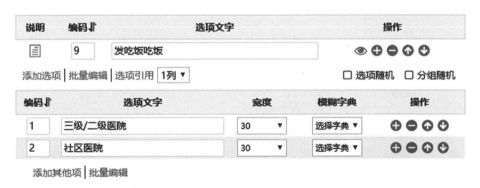

图 4-2-7　题目设计版块

6)选项设计版块:编辑该题目的编码、选项内容、可填写各选项的前置说明、设置某个选项固定隐藏、选项追加、删除某个选项、将选项上移/下移、手动添加选项、批量编辑选项内容、选项的引用、设置每行显示选项列数、可勾选选项顺序随机出现或在题组内随机。选项设计版块如图 4-2-8 所示。

说明	编码 ↓↑	选项文字		操作
📋	9	发吃饭吃饭		👁 ➕ ➖ ⬆ ⬇

添加选项│批量编辑│选项引用 [1列 ▼]　　　　　□ 选项随机　□ 分组随机

编码 ↓↑	选项文字	宽度	模糊字典	操作
1	三级/二级医院	30 ▼	选择字典 ▼	➕ ➖ ⬆ ⬇
2	社区医院	30 ▼	选择字典 ▼	➕ ➖ ⬆ ⬇

添加其他项│批量编辑

图 4-2-8　选项设计版块

7)附加功能版块:可设置为允许网页上传、强制网页上传、允许手机拍照、App 隐蔽式拍照、App 单题录音、App 电子签名、强制本题停留秒数。

(3)数据字典:可与导入的字段进行关联,可设置填入内容与导入字段的关系:模糊匹配(数据字典的内容只要包含输入的文字就可以继续访问)、匹配后继续(输入的内容等于数据字典的字段,才可以继续访问)、匹配后终止(输入的内容等于数据字典的字段,则访问终止)。数据字典编辑如图 4-2-9 所示,数据字典匹配条件设置如图 4-2-10 所示。

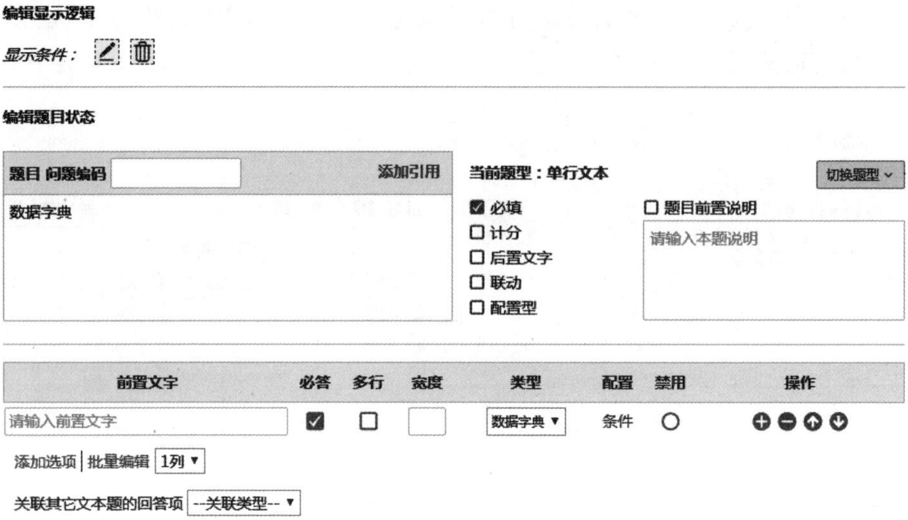

编辑显示逻辑

显示条件： ✎ 🗑

编辑题目状态

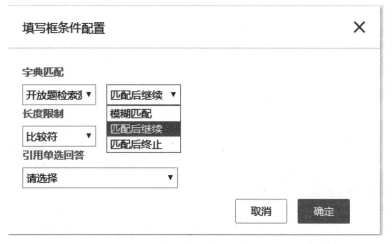

图 4-2-9　数据字典编辑

图 4-2-10　数据字典匹配条件设置

　　(4)化验单图像识别：采用光学字符识别(optical character recognition, OCR)文字识别技术,可灵活配置要识别的检查单,并根据上传的检查单快速、准确识别文本内容,提升手动录入各项检查值的效率。自动配置需识别化验单,如图4-2-11所示。化验单图像识别,如图4-2-12所示。

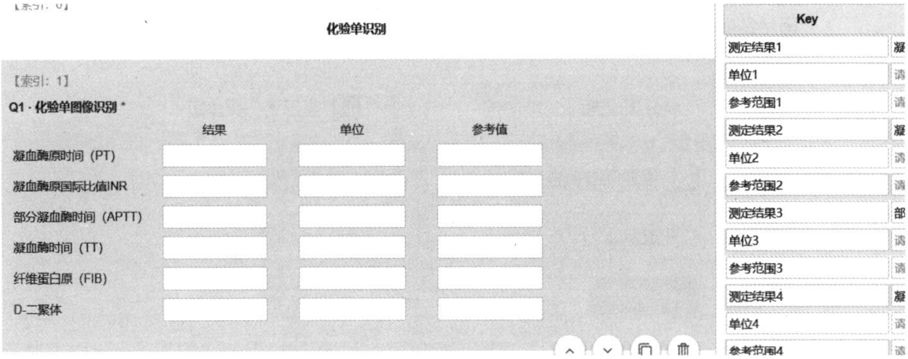

图 4-2-11　自动配置需识别化验单

在 OCR 平台配置识别的字段,并将字段的 Key 值配置到题目中,作为标记该字段的唯一标识。

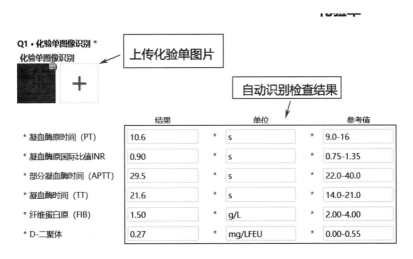

图 4-2-12　化验单图像识别

2. 子问卷设置　问卷编辑完成后,需设置为公开中状态,以便后期流程的配置。对子问卷进行设置后,只对该子项目起作用,没有设置的子项目则不会有影响。

基本设置主要包括:项目名称设置、回答角色、是否问卷分页显示、是否显示上一页按钮、设置问卷调查说明、导出问卷等。子问卷基本设置页面如图 4-2-13 所示。

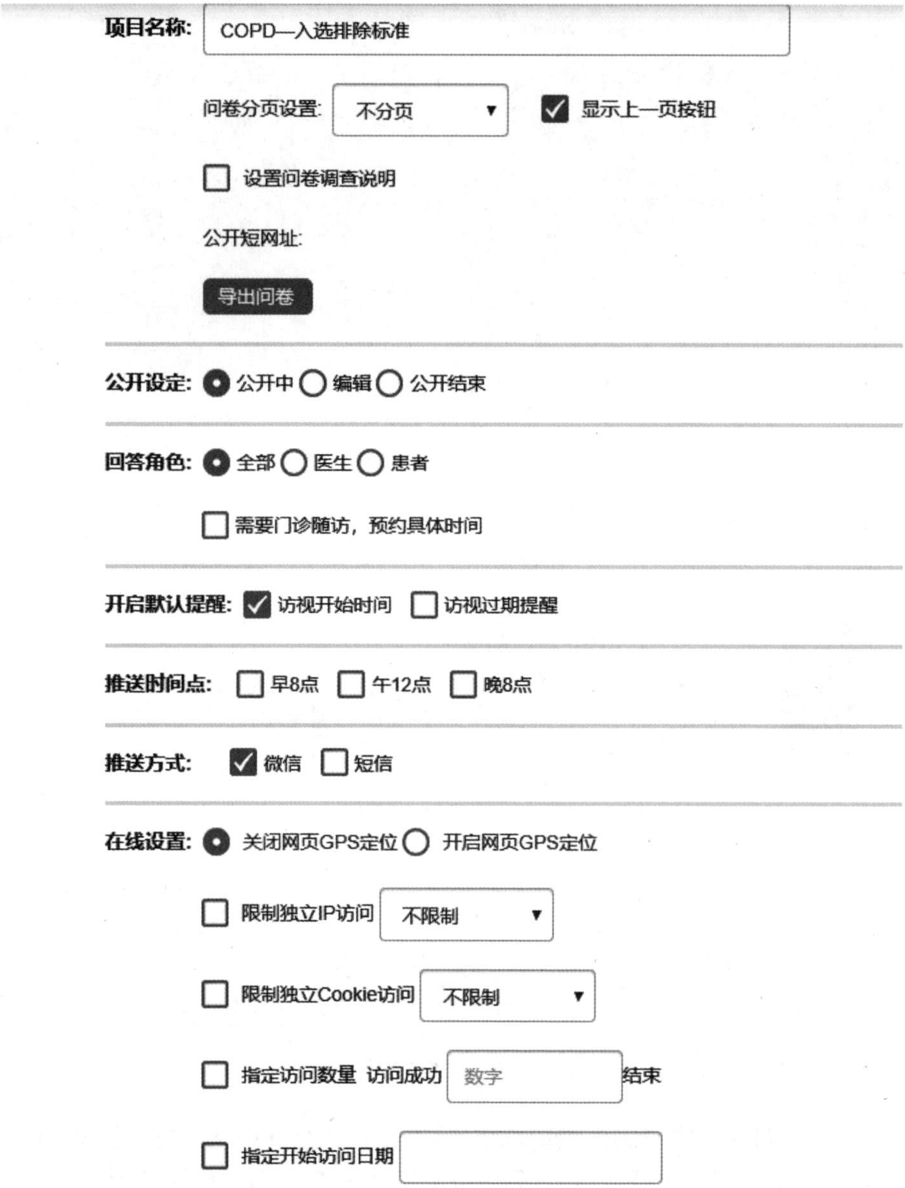

项目名称: COPD—入选排除标准

问卷分页设置: 不分页 ▼   ☑ 显示上一页按钮

☐ 设置问卷调查说明

公开短网址:

导出问卷

公开设定: ◉ 公开中 ○ 编辑 ○ 公开结束

回答角色: ◉ 全部 ○ 医生 ○ 患者

☐ 需要门诊随访，预约具体时间

开启默认提醒: ☑ 访视开始时间 ☐ 访视过期提醒

推送时间点: ☐ 早8点 ☐ 午12点 ☐ 晚8点

推送方式: ☑ 微信 ☐ 短信

在线设置: ◉ 关闭网页GPS定位 ○ 开启网页GPS定位

☐ 限制独立IP访问 不限制 ▼

☐ 限制独立Cookie访问 不限制 ▼

☐ 指定访问数量 访问成功 数字 结束

☐ 指定开始访问日期

图 4-2-13　子问卷基本设置页面

3. 流程设置　问卷编辑完成后进行流程设置,分为流程与事件两种设置类型。

(1)流程设置:主要是对随访类问卷进行设置,方便做随访日期控制。子问卷流程设置页面,如图 4-2-14 所示。

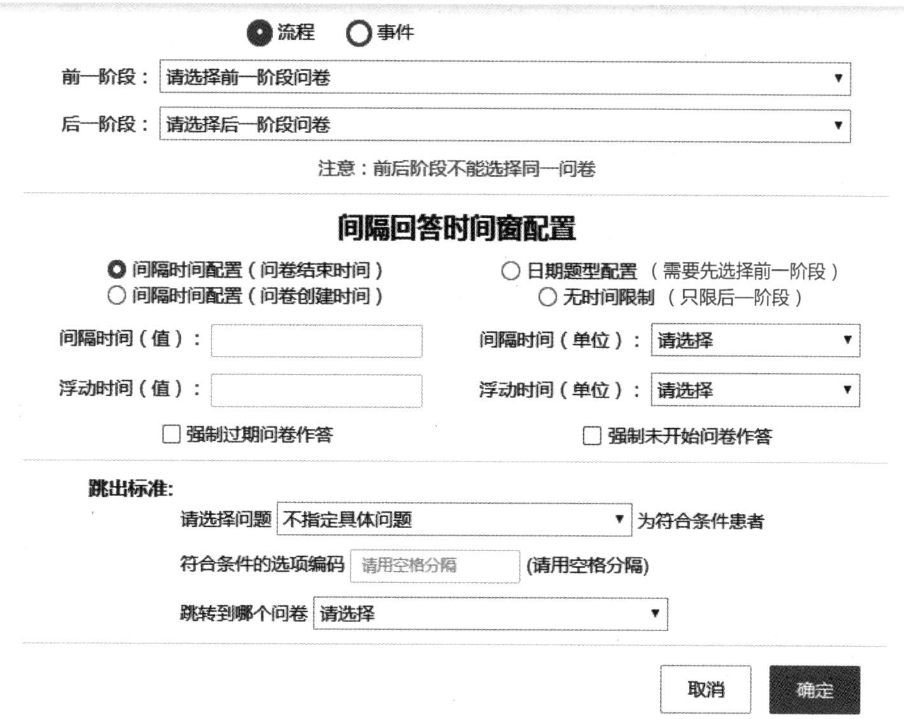

图 4-2-14　子问卷流程设置页面

1）前一阶段 / 后一阶段：关联问卷流程相关的前一阶段 / 后一阶段问卷。

2）间隔回答时间窗配置：分间隔时间配置（问卷结束时间）、间隔时间配置（问卷创建时间）、日期题型配置、无时间限制四个类型。

间隔时间配置（问卷结束时间）：按照成功提交时间进行计算，具体计算方式为提交时间 + 间隔时间 − 浮动时间<问卷作答时间<提交时间 + 间隔时间 + 浮动时间。在该时间范围内可进行问卷作答，并需根据流程顺序进行作答。

间隔时间配置（问卷创建时间）：按照新建当前问卷时间进行计算，具体计算方式为创建时间 + 间隔时间 − 浮动时间<问卷作答时间<创建时间 + 间隔时间 + 浮动时间。在该时间范围内可进行问卷作答，不需要等待上一阶段问卷提交后才能填写，只要在该时间范围内就能填写问卷。

日期题型配置：根据前一阶段问卷中某个日期进行计算，具体计算方式为日期 + 间隔时间 − 浮动时间<问卷作答时间<日期 + 间隔时间 + 浮动时间。在该时间范围内可进行问卷作答，并需根据流程顺序进行作答。

无时间限制：不受时间流程限制时可随时填写。

强制过期作答：问卷超出填写日期后仍可以进行填写。

强制未开始问卷作答：问卷未到填写日期也可以进行填写。

3)问题对应关系同步配置:如两份问卷有相同题目可在此进行数据的同步更新,更新后,随访过程中,后一阶段访问时,会自动同步前一阶段此问题答案。

4)跳出标准:可根据题目的相关选项跳转至需要进行答题的问卷,如在随访中出现需要进行跳转的问卷,可在此设置。子问卷跳转设置页面如图 4-2-15 所示。

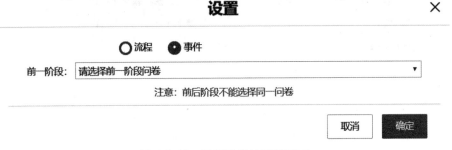

图 4-2-15　子问卷跳转设置页面

请选择问题:在此选择需要进行问卷跳转的问题。

符合条件选项的编码:选中的问题中对应的需跳转选项的编码。

跳转到指定问卷:需要跳转到的问卷。

注:①如果设置了跳出标准,需要填写符合条件的选项编码才能跳转。②如果进行问卷跳转,则跳转到的问卷与跳转题目所在问卷都不能录入数据,如从问卷一跳转到问卷四,那问卷二和问卷三就不能录入数据。

(2)事件设置:主要进行设置不良事件等需要重复填写的问卷。前一阶段:选择需要配置事件的问卷。

(3)阶段配置:将已建好的 CRF 配置访视阶段,以明确各阶段所需填写的表单内容。子问卷阶段设置页面,如图 4-2-16 所示。子问卷阶段配置后页面,如图 4-2-17 所示。

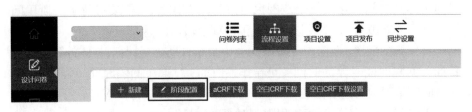

图 4-2-16　子问卷阶段设置页面

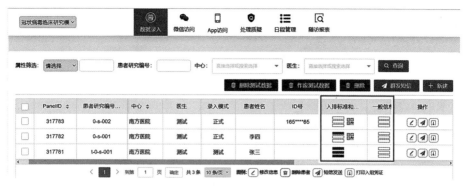

图 4-2-17 子问卷阶段配置后页面

（4）aCRF 下载：对 CRF 每个字段进行解释说明，随后可下载 CRF 注释表（annotated case report form，aCRF）。aCRF 下载页面见图 4-2-18，下载后验单页面见图 4-2-19。

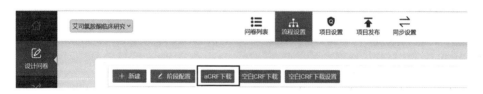

图 4-2-18 aCRF 下载页面

1. 化验单识别

化验单识别		
化验单图像识别		
结果	单位	参考值
凝血酶原时间（PT）：none，字符	none，字符	none，字符
凝血酶原国际比值 INR：none，字符	none，字符	none，字符
部分凝血酶时间（APTT）：none，字符	none，字符	none，字符
凝血酶时间（TT）：none，字符	none，字符	none，字符
纤维蛋白原（FIB）：none，字符	none，字符	none，字符
D-二聚体：none，字符	none，字符	none，字符

图 4-2-19 下载后验单页面

4. 项目设置

（1）基本信息设置：基本信息设置页面见图 4-2-20。

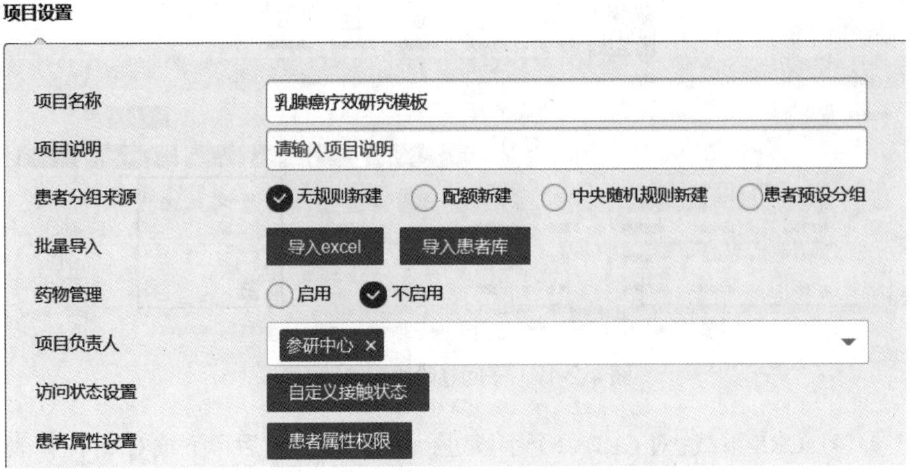

项目设置

项目名称	乳腺癌疗效研究模板
项目说明	请输入项目说明
患者分组来源	☑ 无规则新建　○ 配额新建　○ 中央随机规则新建　○ 患者预设分组
批量导入	导入excel　导入患者库
药物管理	○ 启用　☑ 不启用
项目负责人	参研中心 ×
访问状态设置	自定义接触状态
患者属性设置	患者属性权限

图 4-2-20　基本信息设置页面

1)受试者分组来源:进行无规则、中央随机和受试者预设分组创建。

其中,中央随机规则入组方式有两种:一种是直接入组;另一种是根据问卷中的题目来判断是否入组。受试者分组来源设置页面(中央随机规则入组)如图 4-2-21 所示。

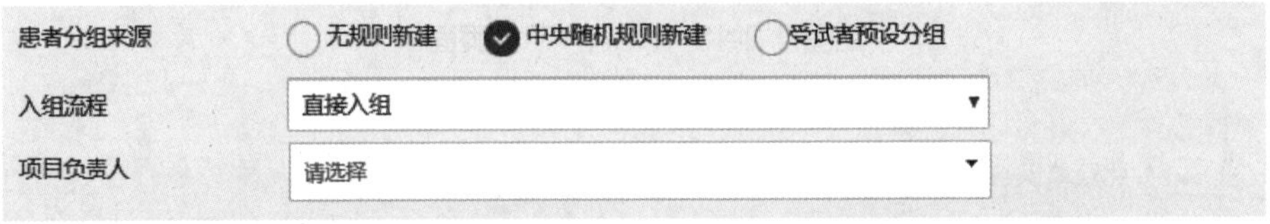

患者分组来源	○ 无规则新建　☑ 中央随机规则新建　○ 受试者预设分组
入组流程	直接入组 ▼
项目负责人	请选择 ▼

图 4-2-21　受试者分组来源设置页面(中央随机规则入组)

受试者库预设分组,入组方式是按照中心导入受试者。在受试者库中添加完对应受试者,选中需导入的受试者库进行受试者导入。受试者分组来源设置界面(受试者库预设分组)见图 4-2-22。

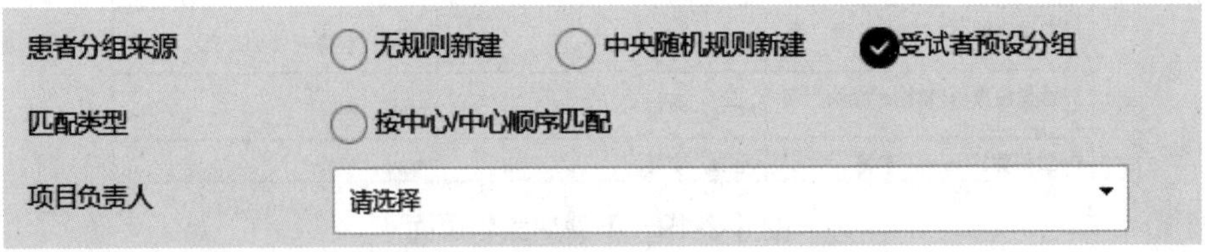

患者分组来源	○ 无规则新建　○ 中央随机规则新建　☑ 受试者预设分组
匹配类型	○ 按中心/中心顺序匹配
项目负责人	请选择 ▼

图 4-2-22　受试者分组来源设置页面(受试者库预设分组)

2)受试者属性设置:新建受试者时,可以通过身份证识别器自动将受试者身份证信息填充到受试者属性,提升录入受试者信息的速率。受试者属性权限设置:自定义受试者属性名称及选择哪些属性是新建受试者时需要录入的,并且可控制该属性的只读显示和可写显示。受试者属性设置页面,如图 4-2-23 所示。

患者属性权限设置						×
自定义患者信息					提交	重新装载
是否启动读卡器功能:○ 是 ◉ 否　　webservice地址:						
删除	名称	新名称	预设值	访问权限	必答	类型
☐	受访密码			不显示	否	文本
☐	所在单位			不显示	否	文本
☑	姓名			可写显示	是	文本
☐	邮件地址			不显示	否	邮箱
☑	患者研究编号			可写显示	否	文本
☐	电话1	固定电话		不显示	否	电话
☐	电话2			不显示	否	文本
☑	手机1	手机1		不显示	是	电话

图 4-2-23　受试者属性设置页面

(2)受试者研究编号设置:受试者研究编号是受试者的一个属性,一经录入不允许修改。测试数据的受试者编号前自动添加"t-",测试数据走测试数据自己的顺序号,不占据正式数据顺序号;正式数据同理。主要有两种编号规则:自动编号和手动编号。受试者研究编号设置页面,如图 4-2-24 所示。

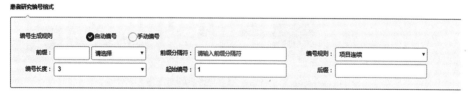

图 4-2-24　受试者研究编号设置页面

前缀:设置编号的前缀,前缀的后面可以选择是否加入中心编号或者医生编号。受试者研究编号前缀设置页面如图 4-2-25 所示。

5. 项目发布　完成项目基本信息设置及受试者编号设置后,对项目进行发布。进入项目当前状态和项目日志两个模块。

(1)项目当前状态:在项目发布中可进行项目的状态设置,分为编辑、测试、公开中、公开结束、锁库五个状态。项目当前状态页面,如图 4-2-26 所示。

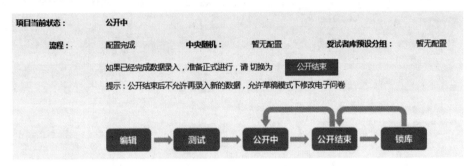

图 4-2-25   受试者研究编号前缀设置页面

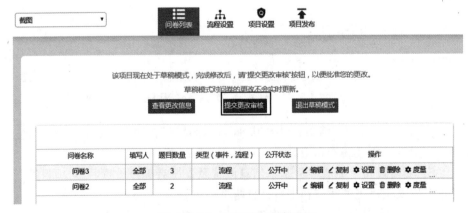

图 4-2-26   项目当前状态页面

　　首先在项目问卷编辑、流程配置时系统的状态是编辑状态,问卷编辑完成流程配置好后可更新到测试状态,测试状态下允许问卷的修改和数据录入;测试状态完成数据录入测试符合条件后可以把项目更新到公开中状态,公开中状态不允许修改问卷,可进行数据录入,如要修改问卷需进入草稿模式;修改后数据不能实时更新,提交更改审核后完成更新。项目状态更新页面,如图 4-2-27 所示。

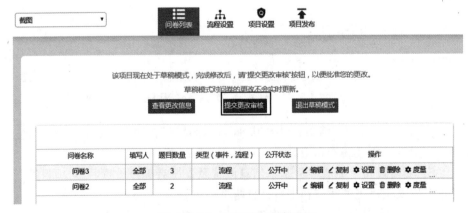

图 4-2-27   项目状态更新页面

项目数据录入完成后进入公开结束状态,公开结束状态不允许数据录入可进入草稿模式修改问卷;公开结束时如还需修改数据也可从公开结束退后到公开中,如不修改就直接进行到项目锁库,项目锁库后原则上不允许对问卷和数据进行修改,只能下载和预览数据。锁库后经审批可进行项目解锁,退回到公开结束状态。

(2)项目日志:项目日志主要记录项目中问卷的修改和操作痕迹,并可进行问卷编码的下载,见图4-2-28。

项目日志

项目状态	时间	状态持续时间(天)	问卷编码表	修改人
公开中	2020-02-22 10:07:29	3.3	下载	
公开中	2020-02-20 17:21:27	1.7	下载	
公开中	2020-02-20 17:08:00	0	下载	
公开中	2020-02-20 17:04:17	0	下载	
公开中	2020-02-20 09:38:39	0.3	下载	
测试	2020-02-18 15:01:11	1.8	下载	
编辑	2020-02-17 16:47:31	0.9		

图 4-2-28　项目日志页面

6. 同步设置　问卷配置了同步设置后,点击访问时能够通过查询受试者ID 匹配检验信息系统数据(laboratory information system,LIS)。当该受试者查询到多个检验单时,则手动查看选择。问卷同步设置,如图 4-2-29 所示。

| 肝硬化患者诊后随访 | | 问卷列表 | 流程设置 | 项目设置 | 项目发布 | 同步设置 | | | |

唯一标识: 地址[病例ID]　配置唯一标识　　　　　　　　　　　　　新建　　导入LIS字典

问卷	EDC字段	默认条件	操作	来源	名称	CDR字段缩写	CDR字段单位	参考下限	参考上限
肝硬化患者的基本情况	QN1.血红蛋白-文本一	请选择	修改删除	LIS	肌酐	B0029	T/L	N,0-150,130,175;	N,0-150,130,175;

图 4-2-29　问卷同步设置

点击确认同步后,将匹配字段的值填充至对应的字段中,随后可继续打开问卷操作。问卷同步数据选择,如图 4-2-30 所示。

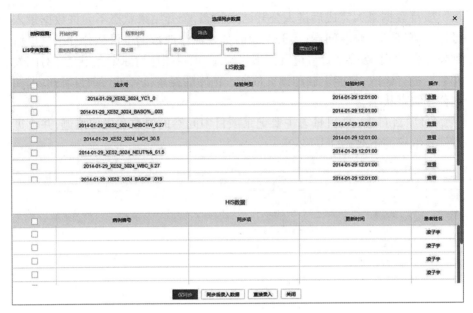

图 4-2-30　问卷同步数据选择

二、执行访问

问卷发布后才可以执行访问,根据已设置的访问形式收集数据。此版块主要有以下功能:数据录入、App 访问、质疑处理、日程管理等。

1. **数据录入**　可查看受试者的问卷状态等。点击操作栏,可进行用户的新建,问卷的访问、上传、查看等操作。数据录入页面,如图 4-2-31 所示。

图 4-2-31　数据录入页面

2. **微信访问**　可以生成医生和受试者的二维码,医生、受试者通过扫描二维码进入项目。微信访问流程,如图 4-2-32 所示。

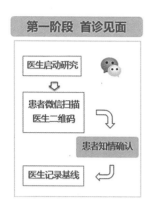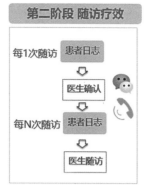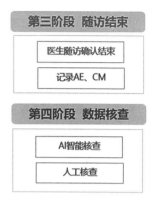

图 4-2-32　微信访问流程

受试者二维码列表,会显示属于某个中心医生的二维码,受试者用微信扫描该医生二维码会成为此医生的受试者并直接进入此项目。在操作配置里可以设置此二维码的状态以及有效期。而在医生端二维码,可允许多个用户直接扫码注册为医生或协作医生。加入方式可以设置为审核后加入。

3. App 访问　除通过生成受试者二维码、医生二维码以外,还可通过 App 访问问卷,见图 4-2-33。

App设置

提示: 可通过App终端(平板或电脑和手机)安装apk进行离线访问

离线访问: 可通过App终端(平板或电脑和手机)安装apk进行离线访问

发送提示: 不存在

生成离线包方法: 一键生成

生成网页离线包方法: 一键生成

图 4-2-33　App 访问设置

4. 电话录音　除受试者来院进行的线下访视、App 线上访问问卷外,还有部分访视会采用电话访视方式。在进行电话访视时,支持系统电话随访录音。受试者联系方式加密,全程录音,录音记录自动保存于系统内,并可随时调听。电话录音页面,如图 4-2-34 所示。

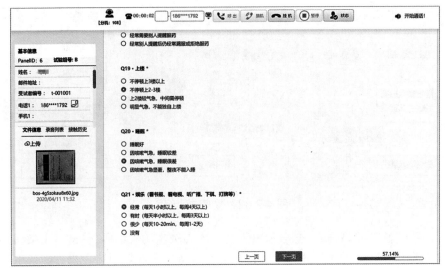

图 4-2-34　电话录音页面

5. 质疑处理　质疑处理页面会显示质疑的数量、待确认质疑数量、已关闭质疑数量等信息，点击质疑中的个数，出现质疑列表页面（图 4-2-35），此页面将显示该问卷全部质疑问卷卷号、题目等信息，研究人员可对列表中质疑进行处理（图 4-2-36）。

部门 ⇅	受试者数量 ⇅	问卷1			问卷2		
		质疑中	待确认	已关闭	质疑中	待确认	已关闭
A	3	3	0	0	0	0	0
A	2	0	0	0	0	0	0
合计	5	3	0	0	0	0	0

图 4-2-35　质疑列表页面

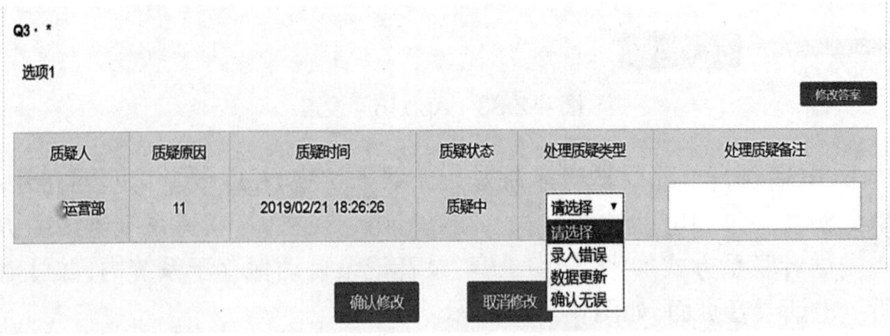

Q3 · *

选项1

修改答案

质疑人	质疑原因	质疑时间	质疑状态	处理质疑类型	处理质疑备注
运营部	11	2019/02/21 18:26:26	质疑中	请选择 ▼	

请选择
录入错误
数据更新
确认无误

确认修改　　取消修改

图 4-2-36　质疑处理页面

6. 日程管理 查看每个日期进行的随访或已完成或已终止的问卷等。日程管理页面,如图 4-2-37 所示。

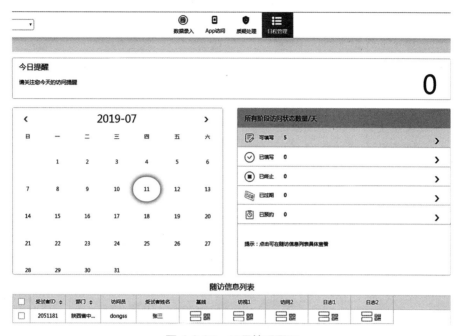

图 4-2-37 日程管理页面

7. 随访报表 为方便医生随时掌握当前项目受试者在各个访问阶段的问卷完成情况等信息,可生成随访报表(图 4-2-38)。以中心名称、受试者研究编号、受试者姓名、问卷名称、当前状态进行搜索,查看某个受试者的问卷完成情况等,并可导出当前页面随访报表中的全部数据信息。

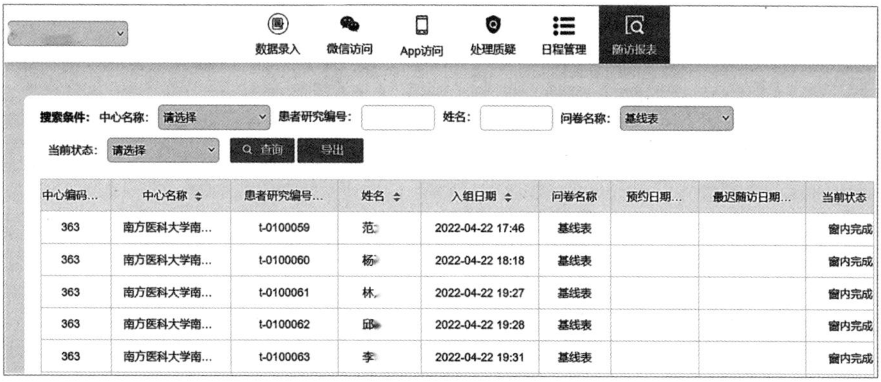

图 4-2-38 随访报表页面

随访方式:根据访问访视的不同显示为面访、电访、微信、在线录入四种。研究者可查询随访当前状态,如已超窗、超窗完成、未完成、即将超窗、即将错过预约、距预约日期间隔天数、距最迟随访日期间隔天数。

如受试者死亡,死亡日期后的所有数据将不再提示,同时将该受试者的整行信息标记为红色字体。

8. SAE 录入及质疑处理

(1)SAE 录入:EDC 系统内嵌严重不良事件(SAE)录入标准,可在 EDC 系统中录入 SAE 并提交,在 SAE 录入列表可查看 SAE 编号、受试者姓名、报告者姓名及获知 SAE 时间。

新增 SAE 如图 4-2-39 所示,包括基本信息、研究项目及报告单位信息、报告者信息、受试者信息等标准表单。

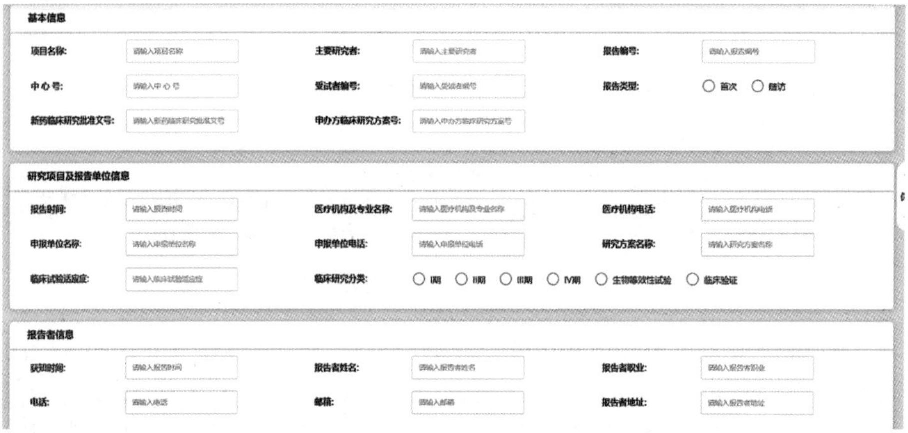

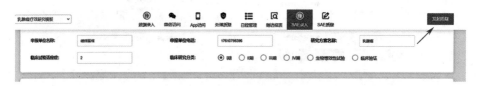

图 4-2-39　新增 SAE 页面

(2)SAE 质疑发起与处理:可对已录入的 SAE 进行修改并发起质疑(图 4-2-40)。

图 4-2-40　SAE 质疑发起页面

报告者可对发起的质疑进行处理。SAE 质疑处理页面,如图 4-2-41 所示。

审核者可对已处理的 SAE 质疑进行审核,包括审核通过、审核不通过、退回修改等操作。

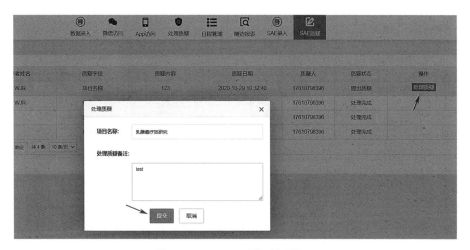

图 4-2-41　SAE 质疑处理页面

9. 数据导入　在临床试验过程中,支持使用 Excel 模板批量导入受试者数据。分为问卷导入和整体导入两种方法,适于拥有大量受试者数据的项目。数据导入选择页面,如图 4-2-42 所示。

问卷名称	模板	导入	导入日志
入选排除标准	下载	导入	查看导入日志
访视1	下载	导入	查看导入日志
访视2	下载	导入	查看导入日志
不良事件	下载	导入	查看导入日志
合并用药	下载	导入	查看导入日志

图 4-2-42　数据导入选择页面

(1)分问卷导入:项目中的每一个问卷,都可以单独批量录入数据。以中医药治疗流行性感冒的临床研究项目的"入选排除标准"为例。分问卷导入选择页面,如图 4-2-43 所示。

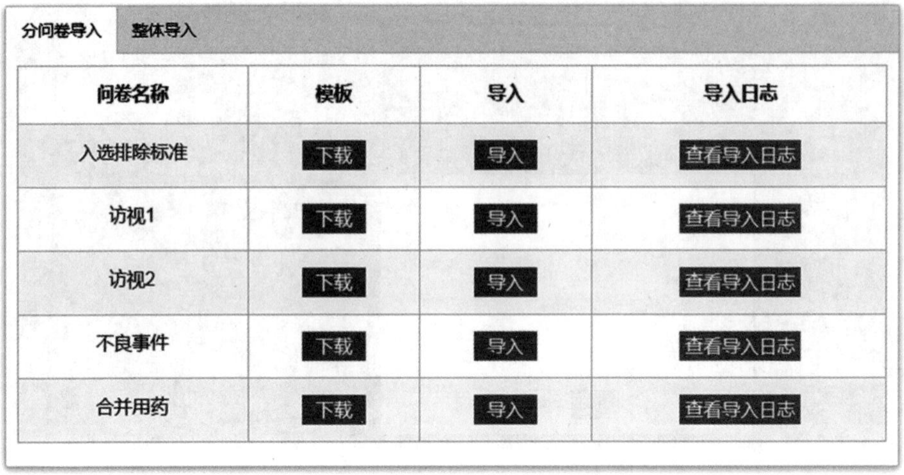

图 4-2-43　分问卷导入选择页面

1)模板下载及填写:点击模板下载,系统根据已编辑好的问卷内容,自动生成 Excel 模板,每个模板的 Sheet 1 均是受试者信息(图 4-2-44),填写内容为:受试者研究编号、姓名、手机、性别和年龄。在下图中的框区域填入对应信息即可。

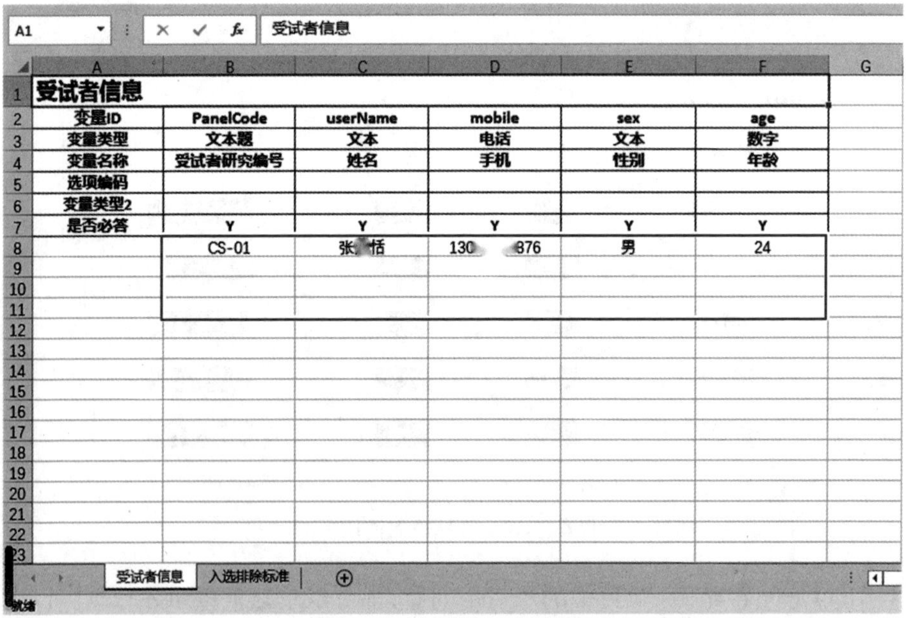

图 4-2-44　受试者信息页面

Sheet 2 为"入选排除标准"(图 4-2-45),B 列的受试者研究编号与后方填写的内容一一对应。选择题填写的是选项名称,并非选项编码。如下图所示,纳入排除标准的单选题,需要填写"是"或"否",并非"1"或"2"。

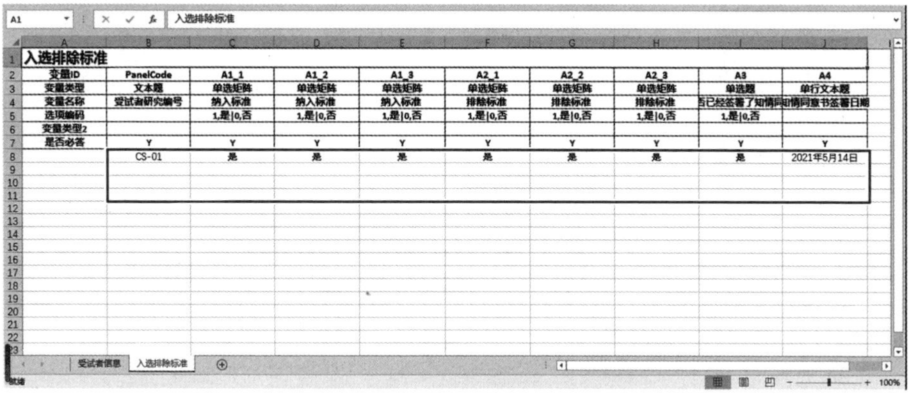

图 4-2-45　入选排除标准页面

需要注意的是,复选题需要将被选项填写在对应的被选项编码下方,比如图 4-2-46 中的死亡原因,若想选择第 4 项"血管原因",需要将"血管原因"填写在"A6.2_4"的下方。

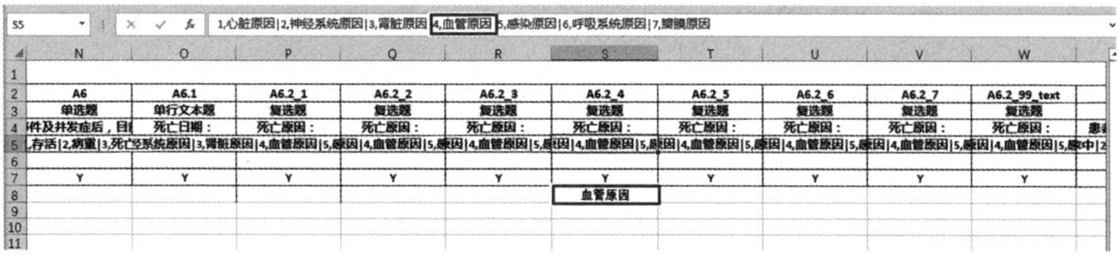

图 4-2-46　复选题选项填写页面

2)模板导入:数据填写完成后保存 Excel 模板,点击导入,系统出现导入数据的弹窗(图 4-2-47),选择受试者所在中心,上传文件或直接拖拽文件进行导入。若数据填写格式准确,则会提示导入成功,若填写格式不准确,则会提示导入失败。

3)查看导入日志:可以查看此问卷导入成功的记录(图 4-2-48),包括导入时间和导入数量。

(2)整体导入:所有问卷需要填写的数据集合在同一个 Excel 模板中,一个 Sheet 对应一个问卷。其他内容和操作流程与分问卷导入相同。整体导入选择页面如图 4-2-49 所示,问卷数据集填写页面如图 4-2-50 所示。

导入数据
分问卷导入
整体
*选择中心
河南中医药大学...
问卷名称
导入日志
入选排除标
访视1
访视2
不良事件
合并用药
+ 复制
点击上传，或将文件拖拽到此处
查看导入日志
查看导入日志
查看导入日志
查看导入日志
下载
导入
查看导入日志

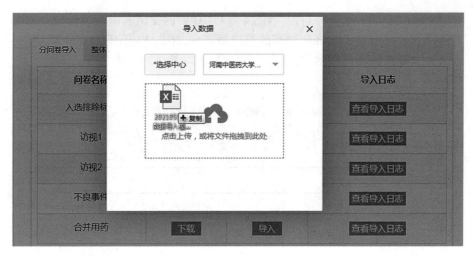

图 4-2-47 模板导入页面

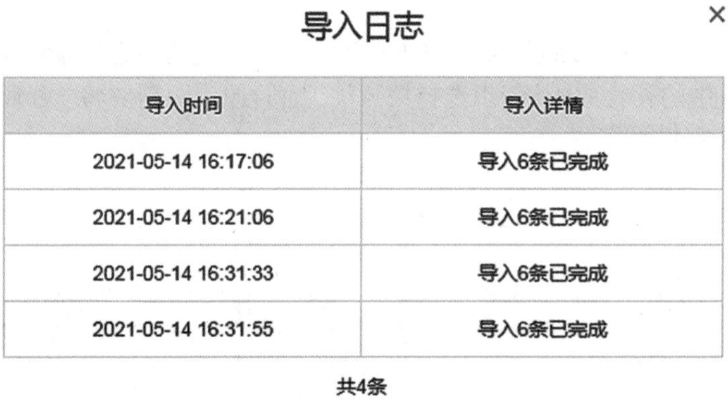

导入日志
导入时间
导入详情
2021-05-14 16:17:06
导入6条已完成
2021-05-14 16:21:06
导入6条已完成
2021-05-14 16:31:33
导入6条已完成
2021-05-14 16:31:55
导入6条已完成
共4条

图 4-2-48 导入日志页面

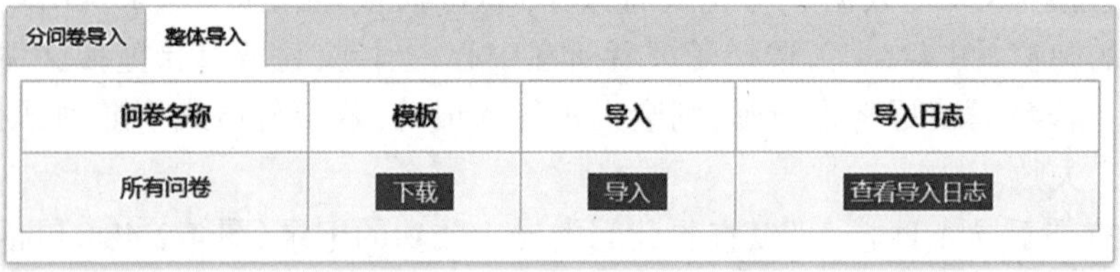
分问卷导入
整体导入
问卷名称
模板
导入
导入日志
所有问卷
下载
导入
查看导入日志

图 4-2-49 整体导入选择页面

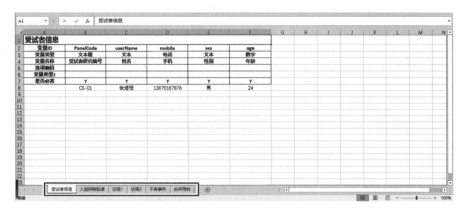

图 4-2-50 问卷数据集填写页面

三、中央随机

在多问卷项目发布页面选择中央随机后,可以进行中央随机入组设置。项目发布→受试者分组来源→中央随机规则新建,在选择中央随机规则新建时才会出现中央随机这一功能栏。分为静态随机与动态随机两个模块。

1. 静态随机 静态随机,是根据用户的要求,在被访问者未知的情况下,提前准备好序列、空的位置。直接给被访问者分配序号(概率是固定的)。其主要可以实现区组随机和区组分层随机两种。

进入中央随机模块后默认是静态随机编辑模块。一共有以下 5 块设置模块:参数设置、分组设置、分层设置、增加区组、随机数。

(1)参数设置:点击参数页面的新建按钮,进行参数填写。静态随机参数设置页面,如图 4-2-51 所示。

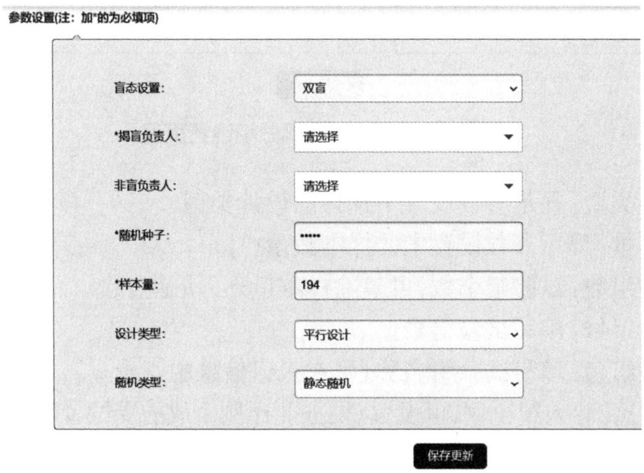

图 4-2-51 静态随机参数设置页面

1)盲态设置：①单盲，研究者不能看到（受试者不能看到）入组信息；②双盲，管理员与研究者均不能看到入组信息；③开放，管理员与研究者均能看到入组信息。

2)揭盲负责人：可查看入组信息的负责人（一般双盲设置时需要）。

3)非盲负责人：不可查看入组信息的负责人（非必填）。

4)随机种子（输入数字，必填）：设置后，根据设置结果计算入组编码排列顺序。

5)样本量（输入数字，必填）：最多能建立的受试者数量。

6)设计类型：①平行设计：从开始到结束都使用同一种药物；②交叉设计：上一阶段使用一种药物，下一阶段使用另一种药物；③适应设计：根据受试者情况进行药物选择。

完成参数设置的页面填写后，点击保存更新。如果修改，可点击创建的参数设置后面的操作栏进行修改操作。

注：每个项目只能有一个参数设置（不能同时存在两个），设置页面均是必填；完成参数设置后才能进行分组设置。

(2)分组设置：对试验进行分组设置，如试验组、对照组、安慰剂等。静态随机分组设置页面，如图4-2-52所示。

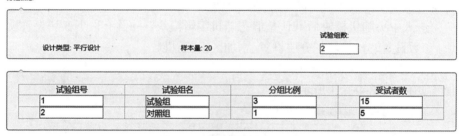

图 4-2-52 静态随机分组设置页面

1)设计类型：显示参数设置中选择的设计类型。

2)样本量：显示参数设置中的样本数量。

3)试验组数：试验组个数，可整除样本量（必须是整数）。

4)试验组号：填写试验组号。

5)试验组名：填写试验组名称（可在入组信息中查看）。

6)分组比例：入组比例，可设置（根据此比例生成的受试者数必须为整数）。

7)受试者数：根据分组比例自动计算，必须是整数。

注意：①样本量必须能被试验组数整除；②分组比例需要提前计算好，必须保证受试者数是整数。

（3）分层设置：主要用于中央随机中的分层区组随机和最小化随机，设置层的分类。静态随机分组设置页面，如图 4-2-53 所示。

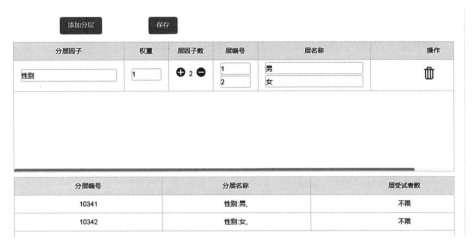

图 4-2-53　静态随机分组设置页面

1）分层因素：填写分层因素名称。

2）层因子数：可设置层因子的个数，一般为 2 个。

3）层编号：对层名称进行编号。

4）层名称：编辑层因子的名称。

5）操作：可删除该分层信息。

注意：①分层设置不是必须设置项；②层编号不能重复；③分层区组随机一般只适合有 2~3 个分层因素，每个因素仅有 2 个水平。

6）层受试者数设置模式分为三种：第一种，不要求控制层受试者数；第二种，单层受试者；第三种，组合层受试者。层受试者数"强制"功能设置页面，如图 4-2-54 所示。

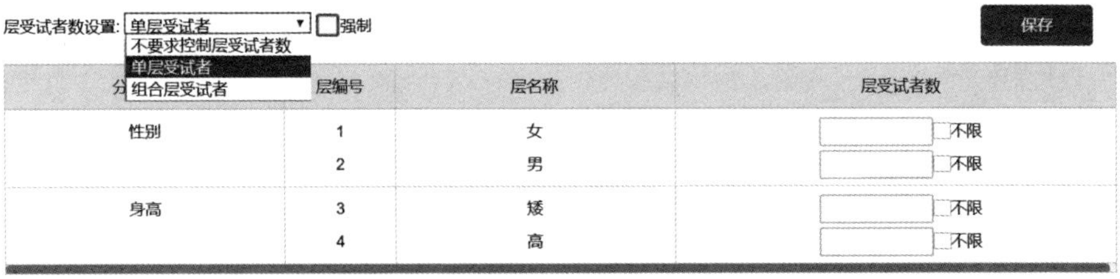

图 4-2-54　层受试者数"强制"功能设置页面

7)"强制"功能介绍：①该功能只在后两种模式出现。②默认是不勾选，即不强制，当所有的限制都达到上限时才停止受试者的进入。③如果勾选，即强制，只要某一个层达到上限该层就停止受试者的进入。符合其他条件层的受试者依旧可以进入，直到达到限制为止。

（4）增加区组：该功能只能静态随机设置时才能使用。用于产生区组随机数。增加区组设置页面，如图 4-2-55 所示。

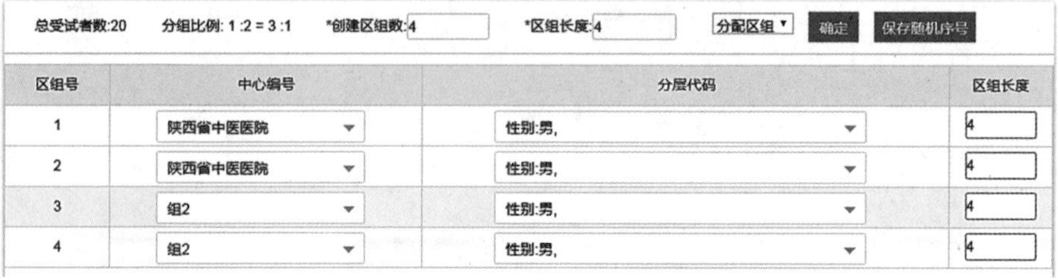

区组号	中心编号	分层代码	区组长度
1	陕西省中医医院 ▼	性别:男, ▼	4
2	陕西省中医医院 ▼	性别:男, ▼	4
3	组2 ▼	性别:男, ▼	4
4	组2 ▼	性别:男, ▼	4

图 4-2-55　增加区组设置页面

1）总受试者数：参数设置中设置，系统默认，不能修改。

2）分组比例：显示设置的分组比例。

3）创建区组数：创建区组个数，可自行设置。

4）区段长度：自行设置，区组长度需要是比例之和的倍数。

5）分配区组/竞争区组：①分配区组，可以设置区组对应中心、分层等信息；②竞争区组，直接入组，不能进行中心、分层信息选择设置。

6）确定：对设置的区组信息进行保存，保存后下方出现设置的区组信息，可对每个区组进行设置。

7）区组长度：可设置每个区组的长度，区组长度需要是比例之和的倍数。

8）保存随机序号：点击后，表示完成该区组信息设置（图 4-2-56），并且随机序列已经生成完毕（保存后，不能随意修改）。

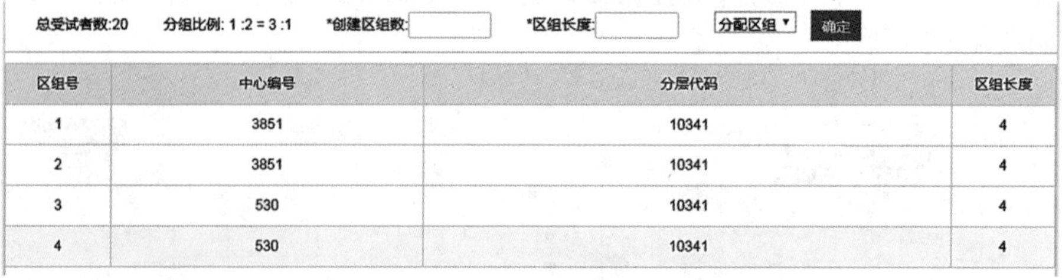

区组号	中心编号	分层代码	区组长度
1	3851	10341	4
2	3851	10341	4
3	530	10341	4
4	530	10341	4

图 4-2-56　完成区组信息设置页面

注意：此功能只能在选择静态随机后使用。如需要重新设置，需要在随机数中清空数据后才可以重新设置。

（5）随机数

1）随机进度统计：此页面可进行各个中心入组受试者数量查看及删除操作、展示各个中心最多可入组受试者数量信息、查看各个中心入组数量信息（随机数可用、已用数量、使用者详细情况）及删除。随机数情况列表，如图4-2-57所示。

| 查看随机(10) | Q 导出全部名单 | 清空数据 |
| 随机进度统计 | 项目入组报告 | 项目分层报告 | 中心入组报告 | 中心分层报告 |
中心名称	中心编码	可用数量	已用数量	操作
XX中心	00	0	8	查看 导出名单
上海第一人民…	01	0	2	查看 导出名单
北京人民第一…	02	0	0	查看 导出名单
无中心		0	0	查看 导出名单

图 4-2-57 随机数情况列表

2）项目入组报告：用于统计该项目对应的试验组号入组人数及最大偏差值。项目入组报告列表，如图4-2-58所示。

| 随机进度统计 | 项目入组报告 | 项目分层报告 | 中心入组报告 | 中心分层报告 |
A	B	最大偏差值
5	5	0

图 4-2-58 项目入组报告列表

3）项目分层报告：用于统计各组合层对应的试验组号入组人数及最大偏差值。项目分层报告列表，如图4-2-59所示。

| 随机进度统计 | 项目入组报告 | 项目分层报告 | 中心入组报告 | 中心分层报告 |
分层代码	层名称	A	B	最大偏差值
1-3	BMI:BMI≥25kg/m², …	1	1	0
1-4	BMI:BMI≥25kg/m², …	2	3	1
2-3	BMI:BMI<25kg/m², …	0	1	1
2-4	BMI:BMI<25kg/m², …	2	0	2

图 4-2-59 项目分层报告列表

4）中心入组报告：用于统计各组合层对应的试验组号入组人数及最大偏差值。中心入组报告列表，如图4-2-60所示。

5）中心分层报告：用于统计中心与层的交叉组合类别对应的试验组号入组人数及最大偏差值。中心分层报告列表，如图4-2-61所示。

设置完中央随机后，在进行新建受试者时，会根据设置条件，自动入组。受试者入组凭证，如图4-2-62所示。

随机进度统计	项目入组报告	项目分层报告	中心入组报告	中心分层报告		
中心名称			A	B		最大偏差值
XX中心			4	4		0
上海第一人民医院			1	1		0
北京人民第一医院1			0	0		0

图 4-2-60   中心入组报告列表

随机进度统计	项目入组报告	项目分层报告	中心入组报告	中心分层报告

中心名称	分层代码	层名称	A	B	最大偏差值
XX中心	1-3	BMI:BMI≥25kg/...	1	1	0
XX中心	1-4	BMI:BMI≥25kg/...	1	2	1
XX中心	2-3	BMI:BMI<25kg/...	0	1	1
XX中心	2-4	BMI:BMI<25kg/...	2	0	2
上海第一人民...	1-3	BMI:BMI≥25kg/...	0	0	0
上海第一人民...	1-4	BMI:BMI≥25kg/...	1	1	0
上海第一人民...	2-3	BMI:BMI<25kg/...	0	0	0
上海第一人民...	2-4	BMI:BMI<25kg/...	0	0	0
北京人民第一...	1-3	BMI:BMI≥25kg/...	0	0	0
北京人民第一...	1-4	BMI:BMI≥25kg/...	0	0	0
北京人民第一...	2-3	BMI:BMI<25kg/...	0	0	0
北京人民第一...	2-4	BMI:BMI<25kg/...	0	0	0

图 4-2-61   中心分层报告列表

入组凭证			✕
项目名称：	中央随机测试1	中心名称：	A1
姓名：	张三	中心编号：	622
性别：		出生日期：	
受试者分层：	所在单位 大于 1,		
研究者：	dongss	受试者编号：	2033720
随机号：	466466403		
试验组号：	B	试验组名：	对照组
入组人：	张三	入组日期：	2019年04月27日 17时43分
签名：		日期：	

图 4-2-62   受试者入组凭证

2. 动态随机   是通过已有的样本来评定下一个样本该分配哪一个组(概率是变化的),事先没有分配区间块,多适用于多分层因素小样本临床试验。

(1)参数设置:点击参数页面的新建按钮,随机类型选择动态随机,进行参数填写,见图 4-2-63。

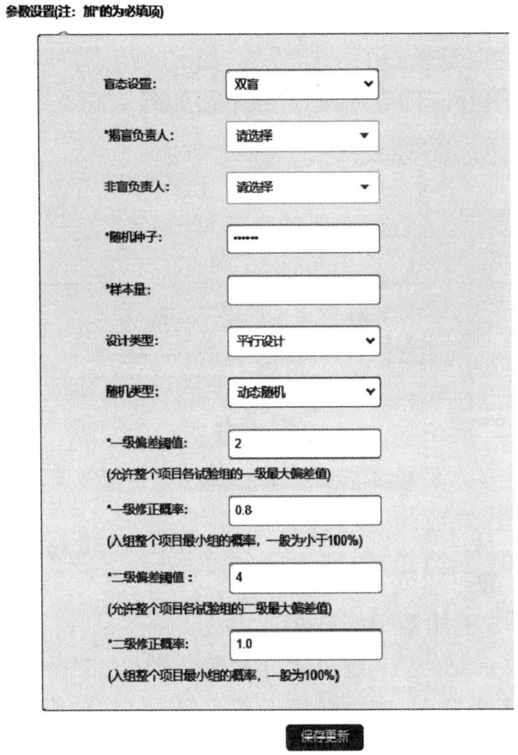

参数设置(注: 加*的为必填项)

图 4-2-63　动态随机参数设置

1)盲态设置、揭盲负责人、非盲负责人(非必填)、随机种子(输入数字,必填)、样本量(输入数字,必填):参见"三、中央随机 1.静态随机:(1)参数设置"。

2)设计类型:①平行设计,从开始到结束都使用同一种药物;②交叉设计,上一阶段使用一种药物,下一阶段使用另一种药物;③适应设计,根据受试者情况进行药物选择。

3)一级偏差阈值:两试验组实际病例数差值(针对1:1,当不是1:1时则不是实际差值,而是折算后的差值),默认值为2。

4)一级修正概率:当实际病例数的差值小于等于一级偏差阈值时,最小化入样概率,默认值为0.8。

5)二级偏差阈值:两试验组实际病例数差值(针对1:1,当不是1:1时则不是实际差值,而是折算后的差值),默认值为4。

6)二级修正概率:当实际病例数的差值大于一级偏差阈值且小于等于二级偏差阈值时,最小化入样概率,默认值为1。当新入病例进入样本会使实际病例数的差值大于二级偏差阈值时,该新病例不予入组。

注:每个项目只能有一个参数设置(不能同时存在两个),设置页面均是必

填;完成参数设置后才能进行分组设置。

(2)分组设置:对试验进行分组设置,如试验组、对照组、安慰剂等。设置完成后,点击保存更新。动态随机分组设置,如图 4-2-64 所示。

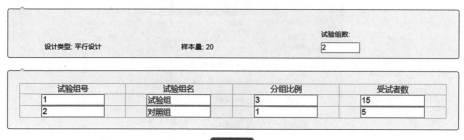

图 4-2-64　动态随机分组设置

1)设计类型、样本量、试验组号、试验组名、分组比例、受试者数:参见"三、中央随机 1.静态随机 (2)分组设置"。

2)试验组数:试验组数只能是 2。

(3)分层设置:参见"三、中央随机 1.静态随机 (3)分层设置"。

(4)随机数:参见"三、中央随机 1.静态随机 (5)随机数"。

(5)随机进度统计:参见"三、中央随机 1.静态随机 (5)随机数"。

(6)模拟随机:模拟随机功能出现的前提是入组方式为"直接入组",并且是动态随机的(图 4-2-65)。模拟随机主要的作用是测试动态随机的效果,在项目发布之前需要清空模拟随机的数据。

随机进度统计	项目入组报告	项目分层报告	中心入组报告	中心分层报告	模拟随机

模拟受试者数: [　　] Start

中心编号	中心名称	是否有该随机中心
3527	XX中心	是 ▼
3606	上海第一人民医院	是 ▼
3659	北京人民第一医院1	是 ▼

图 4-2-65　动态随机模拟随机

模拟随机设置步骤:①如上图所示,中心的选择项有"是"与"否",默认预选的是"是"。如果有些中心不需要进行动态随机模拟分配可选"否"。中心不能全部为否。②配置好需要随机的中心后,输入模拟受试者数,点击 Start 即可。③随机成功后,会在执行访问中看到随机新建测试数据的受试者信息。④动态随机测试完毕,配置好中央随机后,在进行新建受试者时,会根据设置条件,自动入组。受试者入组凭证,如图 4-2-66 所示。

入组凭证 ×

项目名称：	中央随机测试1	中心名称：	A1
姓名：	张三	中心编号：	622
性别：		出生日期：	
受试者分层：	所在单位 大于 1,		
研究者：	dongss	受试者编号：	2033720
随机号：	466466403		
试验组号：	B	试验组名：	对照组
入组人：	张三	入组日期：	2019年04月27日 17时43分
签名：		日期：	

图 4-2-66　受试者入组凭证

3. 中央随机注意事项

(1) 在发布中选择中央随机或者受试者库预设分组后，才能进行中央随机设置。

(2) 受试者库预设分组包含中央随机设置的两个功能：分组设置与随机数，入组信息需要设置好后，根据模板导入。

(3) 中央随机支持网页端、安卓系统 App 端与微信端；iOS 系统 App 端暂不支持。

四、药物管理

临床研究过程中，研究者需要向受试者发放试验用药物，试验用药物由申办者或 CRO 通过物流配送至各研究中心，并按照分组用药规则发放给受试者。完成试验用药物入库→出库→研究分中心→接收→受试者→报损→收回的流程。

1. 药物出厂管理　录入申办者或 CRO 信息，并对创建的申办者或 CRO 进行编辑和查看，以及批量导出和删除的操作。药物出厂管理页面，如图 4-2-67 所示。

药厂名称	药厂简称	生产药物	药厂负责人	操作
药厂A	AA	青霉素	潘A	编辑 查看
药厂B	BB	红霉素	潘B	编辑 查看
药厂C	CC	氯霉素	潘C	编辑 查看

< 1 > 到第 1 页 确定 共3条 10条/页

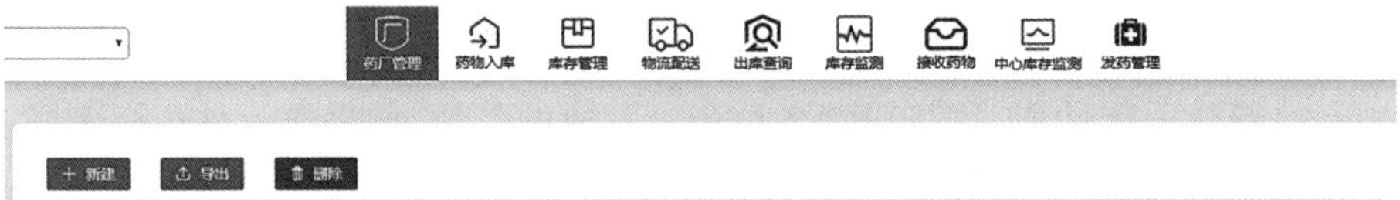

图 4-2-67　药物出厂管理页面

2. 申办者或 CRO 库存管理

(1)药物入库：首先，创建申办者或 CRO 信息，在药物入库页面(图 4-2-68)，完成试验用药物信息维护及入库操作。其中，如果是中央随机的项目需要选择该药物属于哪个随机分组，否则就不需要选择，还可以勾选药物的包装和规格。

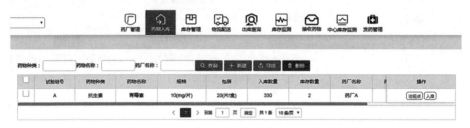

图 4-2-68   药物入库管理页面

(2)库存盘点：库存盘点用于查看药厂各批次药物入库数量及库存数量，可以在当前界面新建出库计划。可以给每一份药物导入相对应的药物清单。药物库存盘点页面，如图 4-2-69 所示。

	入库批号	试验组号	药物种类	药物名称	规格	包装	入库数量	库存数量	操作
☐	d2020421170509	A	抗生素	青霉素	10(mg/片)	20(片/盒)	10	0	已导入 / 新建出库计划
☐	d2020421154527	A	抗生素	青霉素	10(mg/片)	20(片/盒)	10	0	已导入 / 新建出库计划
☐	d2020421150312	A	抗生素	青霉素	10(mg/片)	20(片/盒)	10	2	已导入 / 新建出库计划
☐	d202041151332	A	抗生素	青霉素	10(mg/片)	20(片/盒)	300	0	导入清单 / 新建出库计划

图 4-2-69   药物库存盘点页面

1)导入清单：用于导入匹配对应药物的药物编号；注意，如果选择导入清单，那么需要给每一份每一盒的药物相对应的药物编号。

2)新建出库计划：用于设置各种药物发放的数量，如果导入过药物清单，在各中心后都有一个选择清单的按钮，需要选择对应数量的药物编号才可以进行计划的提交。新建出库计划页面，如图 4-2-70 所示。

(3)物流配送：新建完出库计划后，在物流配送页面(图 4-2-71)进行出库操作。填写出库的物流信息，并可按照不同中心进行独立分页打印出库信息(研究药物发放 / 运输 / 接收单)，见图 4-2-72。

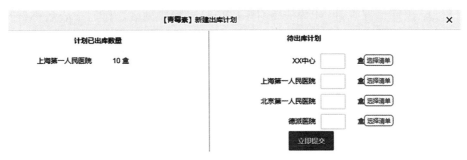

图 4-2-70　新建出库计划页面

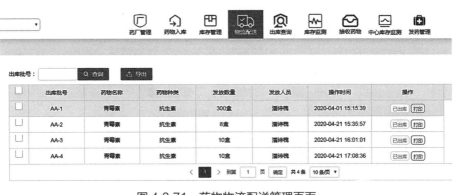

图 4-2-71　药物物流配送管理页面

研究药物发放/运输/接收单

研究名称：　　　　药物管理　　　研究中心名称：　　上海第一人民医院

接收人：　　　　　1　　　　　　接收电话：　　　　1

药物名称	规格	包装	盒数	批号	有效期
青霉素	10	20	8	AA-2	2020-04-30 08:00:00

出库人员：　　　　潘诗槐　　　订单发出日期：　　2020-04-28 12:09:07

储存条件：　　　　　　　　　　运输单号：　　　　1　　　　　　装箱人员：

装箱日期：　　　　　　　　　　核查人员：　　　　　　　　　　核查日期：

核查要点 1.核查您收到的本批药物：药物种类、批号、数量、包装，注意是否有损坏或不妥之处。 2.如核查发现药物信息与装箱单或研究管理系统上信息不符的情况，请立即联系CCO药物管理员/协调员，在CCO协助下进行接收与确认。 3.请在收到药物并确认无误后立即签字，存档至ESPRIT研究第二册文件夹的1.2[研究药物接收记录表]中。

特殊情况记录：

中心接收人员：　　　　　　　　接收日期：

打印　取消

图 4-2-72　药物出库信息

(4)出库情况查询：出库查询(图 4-2-73)可提供列表、查询(中心名称、药物种类、药物名称、入库批号、出库批号、出库日期),如果有发放清单,还可查看对应数量的药物编号的信息弹窗。

中心编号	中心名称	药物种类	药物名称	规格	包装	入库批号	有效期	发放数量
3527	XX中心	抗生素	青霉素	10(mg/片)	20(片/盒)	d202041151332	1588204800000	100盒
3606	上海第一人民...	抗生素	青霉素	10(mg/片)	20(片/盒)	d202041151332	1588204800000	100盒
3659	北京第一人民...	抗生素	青霉素	10(mg/片)	20(片/盒)	d202041151332	1588204800000	100盒
3606	上海第一人民...	抗生素	青霉素	10(mg/片)	20(片/盒)	d2020421150312	1588204800000	8盒
3606	上海第一人民...	抗生素	青霉素	10(mg/片)	20(片/盒)	d2020421154527	1588204800000	10盒
3606	上海第一人民...	抗生素	青霉素	10(mg/片)	20(片/盒)	d2020421170509	1588204800000	10盒

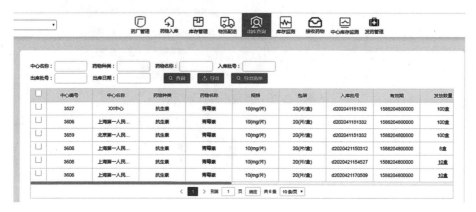

图 4-2-73　药物出库情况查询

(5)库存情况监测：库存监测(图 4-2-74),用于申办者或 CRO 对各中心对应药物库存量、丢失量、破损量的监测。

中心名称	中心编号	试验组号	药物名称	药物名称	规格	包装	入库批号	库存量	丢失量
XX中心	00	A	青霉素	抗生素	10(mg/片)	20(片/盒)	d20204115...	2盒	0盒
上海第一人民...	01	A	青霉素	抗生素	10(mg/片)	20(片/盒)	d20204115...	2盒	0盒
北京第一人民...	02	A	青霉素	抗生素	10(mg/片)	20(片/盒)	d20204115...	2盒	0盒

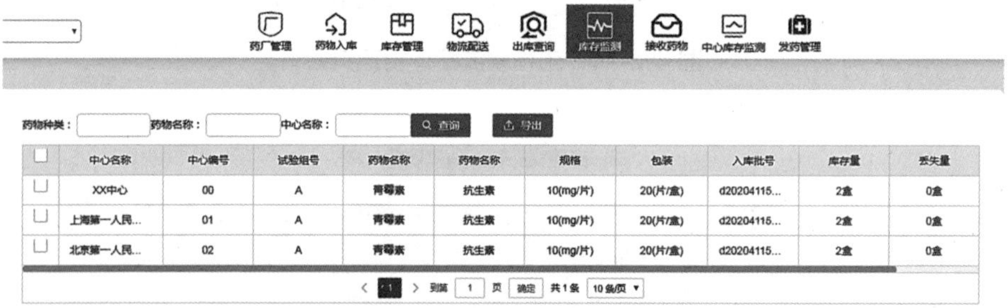

图 4-2-74　药物库存情况监测

3. 研究中心药物库存管理

(1)接收药物：可以详细记录各分中心药物接收情况(图 4-2-75)。

如果发放的药物存在药物清单,就看得见发放药物的清单和选择接收药物的清单。如果接收数量小于发放数量,是必须填写备注的。备注信息不仅当前界面看得见,在药厂的出库查询中也会同步备注信息。药物接收操作页面,如图 4-2-76 所示。

(2)中心库存监测：可以查看对应药物在各中心各批次药物库存数量(图 4-2-77),其中包括丢失量、破损量、库存量。如果有药物清单,点击数量,可以查看相应数量的药物清单的详细信息。

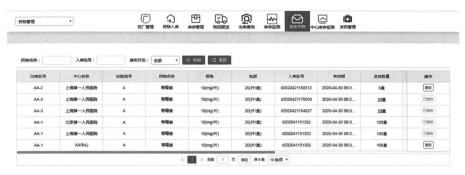

图 4-2-75 药物接收情况列表

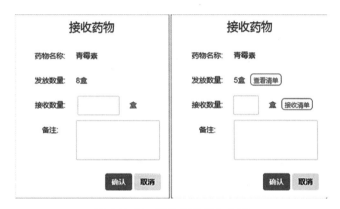

图 4-2-76 药物接收操作页面

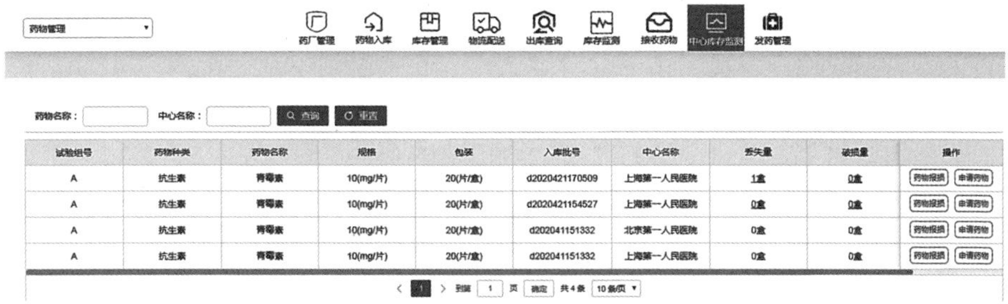

图 4-2-77 药物各中心库存情况监测

当出现损坏数量、丢失数量等情况,记录药物报损信息(图 4-2-78)。如果存在药物清单还需要选择相对应数量药物编号,并填写备注。

(3)申请药物:当药物库存不足时,中心库存监测人员进行药物申请(图4-2-79)。药物申请后会给项目负责人推送短信或邮件。

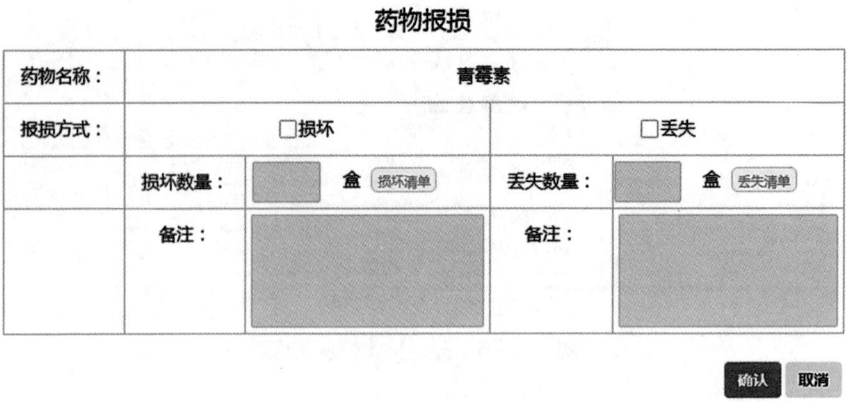

药物报损

药物名称：	青霉素	
报损方式：	□损坏	□丢失
	损坏数量： [___] 盒 损坏清单	丢失数量： [___] 盒 丢失清单
	备注：	备注：

确认 取消

图 4-2-78   药物损坏情况上报页面

申请药物

药物名称: 青霉素

申请数量: [_____] 盒

确认 取消

图 4-2-79   药物申请页面

(4) 发药管理：用于对受试者进行发药的操作，发药的详细信息都可以在发药日志中看见，并支持打印。药物发放管理页面，如图 4-2-80 所示。

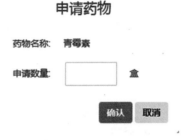

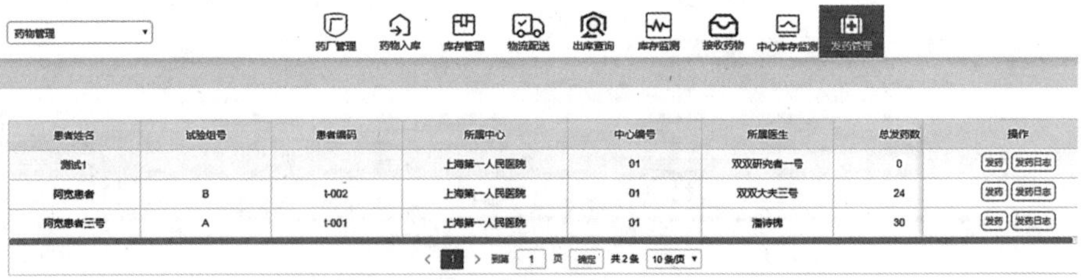

患者姓名	试验组号	患者编码	所属中心	中心编号	所属医生	总发药数	操作
测试1			上海第一人民医院	01	双双研究者一号	0	发药 发药日志
同克患者	B	1-002	上海第一人民医院	01	双双大夫三号	24	发药 发药日志
同克患者三号	A	1-001	上海第一人民医院	01	潘诗锦	30	发药 发药日志

< 1 > 到第 1 页 确定 共2条 10条/页 ▼

图 4-2-80   药物发放管理页面

如果是中央随机项目，当受试者成功入组后才可以进行发药的操作。如果有药物清单，发药时需要选择发药清单。发药信息填写完毕后，可以选择【生成发放单】或者直接关闭当前发药弹窗。药物发放信息填写页面，如图 4-2-81 所示。

【协和患者1】发药　　　　　　　　　　　　✕

访视阶段：	入选排除标准　　　▼	药物名称：	青霉素(2020-04-30) ▼
药物种类：	抗生素	规格和包装：	10 片/盒 20 mg/片
数量：	2　盒 发药清单	类型：	◉ 正常　　○ 补药
药物编码：	t-051,t-052,		
备注：			

保存　关闭

图 4-2-81　药物发放信息填写页面

4. 微信端操作　医生微信端(图 4-2-82),医生可以对指定受试者进行药物发放,药物发放的规则与 PC 端一样。点击发药后,会出现发药页面的弹窗,输入相应的发药信息提交即可。提交后,受试者在微信端发药记录页面可看见相应的发药信息。

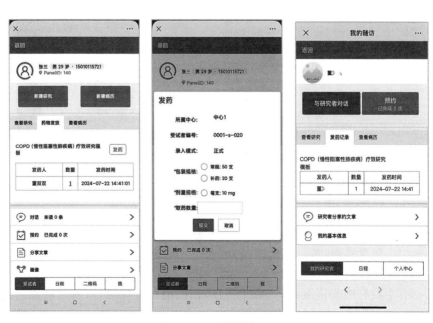

图 4-2-82　微信端页面

五、受试者教育

为更好地实现对受试者的宣教及科普,研究医生可将编辑完成的宣教、科普文章或者选择模板库中的宣教、科普文章推送给指定受试者查看。科普、宣教文章管理页面如图 4-2-83 所示,科普、宣教文章模板管理页面如图 4-2-84 所示。

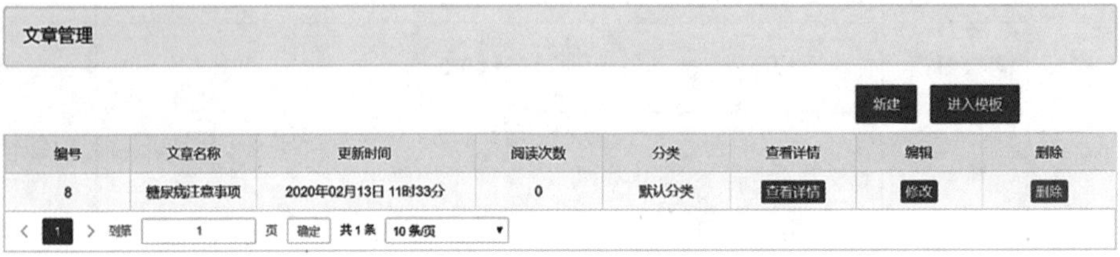

文章管理

编号	文章名称	更新时间	阅读次数	分类	查看详情	编辑	删除
8	糖尿病注意事项	2020年02月13日 11时33分	0	默认分类	查看详情	修改	删除

图 4-2-83 科普、宣教文章管理页面

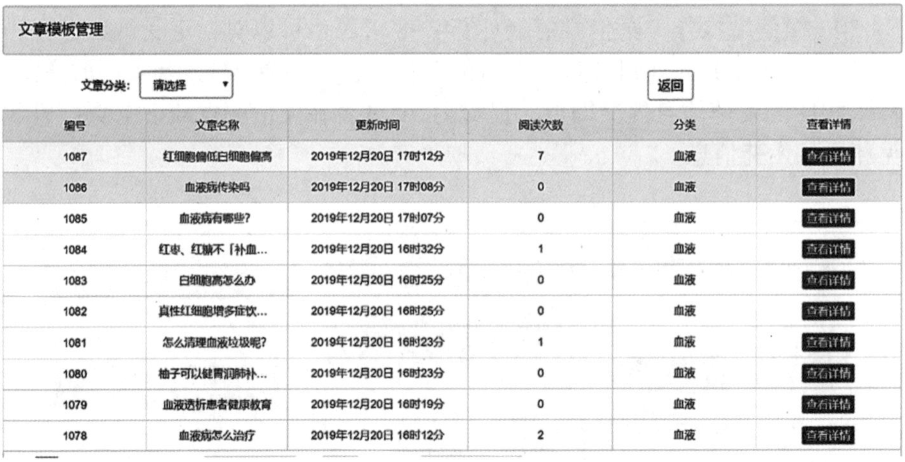

文章模板管理

文章分类: 请选择

编号	文章名称	更新时间	阅读次数	分类	查看详情
1087	红细胞偏低白细胞偏高	2019年12月20日 17时12分	7	血液	查看详情
1086	血液残传染吗	2019年12月20日 17时08分	0	血液	查看详情
1085	血液病有哪些?	2019年12月20日 17时07分	0	血液	查看详情
1084	红枣、红糖不「补血」	2019年12月20日 16时32分	1	血液	查看详情
1083	白细胞高怎么办	2019年12月20日 16时25分	0	血液	查看详情
1082	真性红细胞增多症饮...	2019年12月20日 16时25分	0	血液	查看详情
1081	怎么清理血液垃圾呢?	2019年12月20日 16时23分	1	血液	查看详情
1080	柚子可以健胃润肺补...	2019年12月20日 16时23分	0	血液	查看详情
1079	血液透析患者健康教育	2019年12月20日 16时19分	0	血液	查看详情
1078	血液病怎么治疗	2019年12月20日 16时12分	2	血液	查看详情

图 4-2-84 科普、宣教文章模板管理页面

六、数据管理

数据管理是进行数据的筛选和管理工作,主要有进度统计、查看 / 审核、电话录音、核查规则、人工核查五大功能模块(图 4-2-85)。

1. 进度统计 以图表的形式对研究项目进度进行数据统计与展示(图 4-2-86),主要有中心进度统计、医生进度统计、电话外呼统计、入组进度图、年龄分布、性别分布、地域分布等。

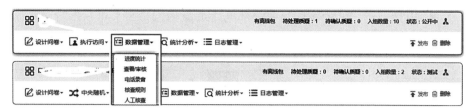

图 4-2-85 数据管理模块页面

中心...	患者...	生物样本号						入选和排除标准					
		未完成	已完成	未审核	审核中	通过审核	未通过审核	未完成	已完成	未审核	审核中	通过审核	未通过审核
(6)...	153	152	1	0	0	0	1	0	88	85	3	0	0
(2)...	121	120	1	1	0	0	0	0	119	117	0	0	2
(3)...	134	133	1	1	0	0	0	1	0	0	0	0	0
(1)...	213	212	1	0	1	0	0	0	37	36	1	0	0
(5)...	125	116	9	9	0	0	0	0	10	10	0	0	0

图 4-2-86 研究项目各中心进度统计页面

2. 查看 / 审核 在已完成的问卷中绿色方框表示该问卷已提交,点击进入观看答卷页面,在观看答卷页面进行观看、审核、质疑等操作;白色表示该问卷未被访问;黄色表示该问卷被质疑;红色表示该问卷不符合条件。研究项目各中心进度统计页面如图 4-2-87 所示。

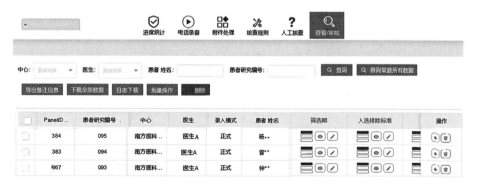

图 4-2-87 研究项目各中心进度统计页面

3. 电话录音 展示该项目中全部电话录音(图 4-2-88),可以接听录音或者进行录音下载,也能根据时间范围、问卷状态等信息进行录音查找。

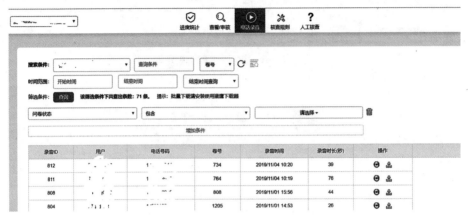

图 4-2-88   电话录音记录列表

4. 核查规则 在此进行数据的逻辑核查配置(图 4-2-89),配置完成后可进行模拟运行、转置规则、已配置逻辑核查的导出。

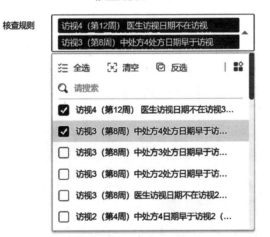

图 4-2-89   逻辑核查配置

正确 / 错误规则,根据规则类型判断,选择下方核查选项进行核查规则配置。逻辑核查结果页面,如图 4-2-90 所示。

规则名称	核查...	正确...	错误规则
访视2 (第4周) 中处方4 观察结束日...			【处方4-D.2·日期-】 大于等于 (>=) 【访视1 (第0...
访视2 (第4周) 中处方3 观察结束日...			【处方3-D.2·日期-】 大于等于 (>=) 【访视1 (第0...
访视2 (第4周) 中处方2 观察结束日...			【处方2-D.2·日期-】 大于等于 (>=) 【访视1 (第0...
访视2 (第4周) 患者 观察结束日期早...			【访视2 (第4周) 患者-D.1·日期-】 大于等于 (>=) ...
访视2 (第4周) 医生 观察结束日期早...			【访视2 (第4周) 医生-D.1·日期-】 大于等于 (>=) ...
访视1中处方2日期早于访视1访视日...			【处方2-Q1·处方日期: -】 大于等于 (>=) 【访视1...
访视1中处方4观察结束日期早于研究...			【处方4-D.2·日期-】 大于等于 (>=) 【访视1 (第0...
访视1中处方3观察结束日期早于研究...			【处方3-D.2·日期-】 大于等于 (>=) 【访视1 (第0...
访视1中处方2观察结束日期早于研究...			【处方2-D.2·日期-】 大于等于 (>=) 【访视1 (第0...
访视1观察结束日期早于研究开始日期...			【访视1 (第0天) -D.1·日期-】 大于等于 (>=) 【...

图 4-2-90　逻辑核查结果

5. 人工核查　数据审核员发现数据出现问题时,点击图 4-2-91 的红框中按钮进入问卷审核页面。

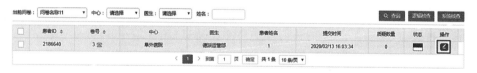

图 4-2-91　人工核查

逻辑核查:核查整个问卷根据设置的逻辑是否有漏答问题;系统核查:根据前期设置的核查规则进行核查,点击题目质疑按钮提出质疑(图 4-2-92)。

图 4-2-92　提出质疑

质疑发起者,选择质疑类型(与源数据不一致、无源数据、人工核查),进行质疑描述,必要时上传质疑证明文件,发起质疑(图 4-2-93)。

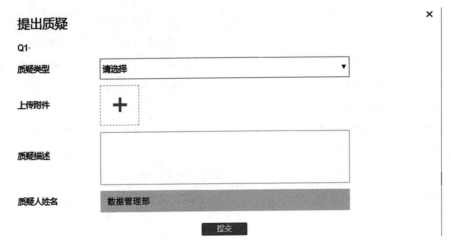

图 4-2-93   发起质疑

七、数据下载及统计分析

1. 问卷数据   主要用于对各问卷收集的数据进行批量下载(图 4-2-94)。支持多种数据下载格式。其中,统计分析可以对问卷数据进行简单的可视化分析。

问卷名称	成功数量	统计分析	格式选择	操作
筛选期	68	🔍 统计分析 ▾	Excel数据(回答) ∨	⬇ 下载
入选排除标准	68	🔍 统计分析 ▾	Excel数据(回答) ∨	⬇ 下载
试验期	68	🔍 统计分析 ▾	Excel数据(回答) ∨	⬇ 下载
随访期	62	🔍 统计分析 ▾	Excel数据(回答) ∨	⬇ 下载
生存随访	62	🔍 统计分析 ▾	Excel数据(回答) ∨	⬇ 下载
合并用药	119	🔍 统计分析 ▾	Excel数据(回答) ∨	⬇ 下载
严重不良事件记录	0	🔍 统计分析 ▾	Excel数据(回答) ∨	⬇ 下载
不良事件记录	0	🔍 统计分析 ▾	Excel数据(回答) ∨	⬇ 下载

图 4-2-94   问卷数据下载页面

主要可以导出两种格式的文档 Excel 和社会科学统计软件包(statistical package for the social sciences,SPSS)。统计分析系统(statistics analysis system,SAS)数据文件通过 Excel 数据与对应的 SAS 语法实现。数据下载文件格式选择页面,如图 4-2-95 所示。

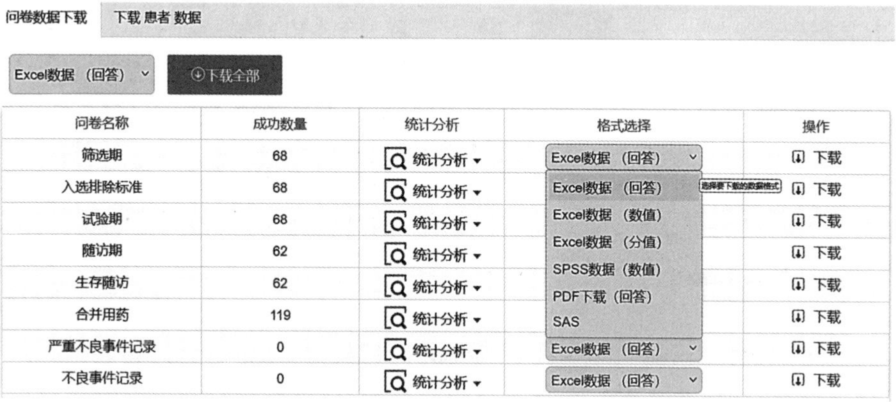

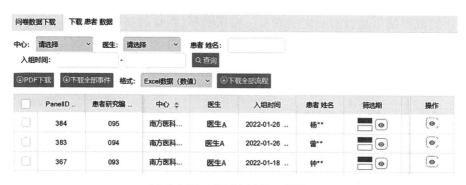

图 4-2-95 数据下载文件格式选择页面

2. 受试者数据 在受试者数据下载页面(图 4-2-96)可下载以受试者为单位的全部受试者所对应的全部问卷数据,以 Excel 类型输出;也可以选定某些受试者以 PDF 格式输出受试者的全部问卷数据。

图 4-2-96 受试者数据下载页面

3. 统计分析 统计分析模块可根据所采集的数据,进行频数分析、交叉分析、自定义分析及答卷来源分析。频数分析页面,如图 4-2-97 所示。

(1)频数分析:主要包含饼图、环形图、柱状图、条形图等。

(2)自定义分析:相对于频数分析而言的有筛选条件的分析。第一,可以筛选出符合一定时间范围内的问卷数据的频数分析,也可以不进行时间范围的控制。第二,可以通过增加条件来筛选出符合条件的数据,进行频数分析,最多可以输入 4 个筛选条件。第三,控制好时间范围和筛选条件后,可以选择自己想要输出的题目范围。第四,筛选出符合要求的数据频数分析,并进行条件筛选后的数据和频数报告的下载。

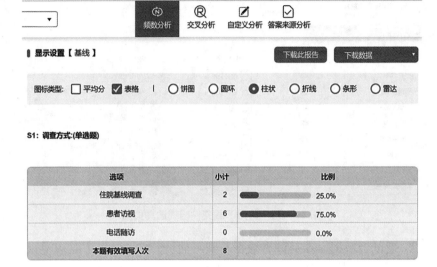

图 4-2-97   频数分析页面

(3)交叉分析:通常用于分析两个变量之间的关系,以及判断两个题目统计的数据结果是否有一定的联系。操作简单,并且对交叉结果进行样式的选择。

(4)答卷来源分析:系统可以自动统计数据结果的来源,主要来源分在线调查、Cati 数据、手机客户端上传等。可以选择统计结果图表的样式。

八、文档 / 日志管理

EDC 系统一项重要功能,即为记录和追踪用户在系统中的操作和活动轨迹,以此满足数据完整、真实、可靠、可追溯的要求。包含:导出日志、附件日志、审核日志、接触日志、问卷日志、修改日志、质疑日志、删除日志等。

1. 导出日志   可以查看数据导出情况或者进行之前导出数据的再次下载(图 4-2-98)。包括:问卷名称、用户名称、导出日期、导出类型和导出数量。可根据问卷名称和导出类型查看数据导出情况,下载所有已导出数据。

图 4-2-98   导出日志页面

2. 附件日志　附件日志(图 4-2-99)包括问卷名称、用户、上传日期、文件名、文件来源。可以根据用户名称、文件名称和文件来源查询附件日志,也可以进行附件日志的下载。

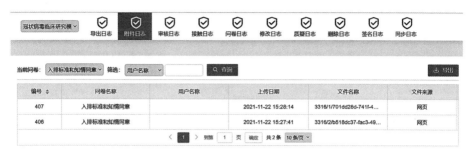

图 4-2-99　附件日志页面

3. 审核日志　显示问卷的全部审核信息(图 4-2-100),包括问卷名称、用户名称、卷号、受试者姓名、审核类型、备注、审核日期、答卷状态等可进行下载查看。

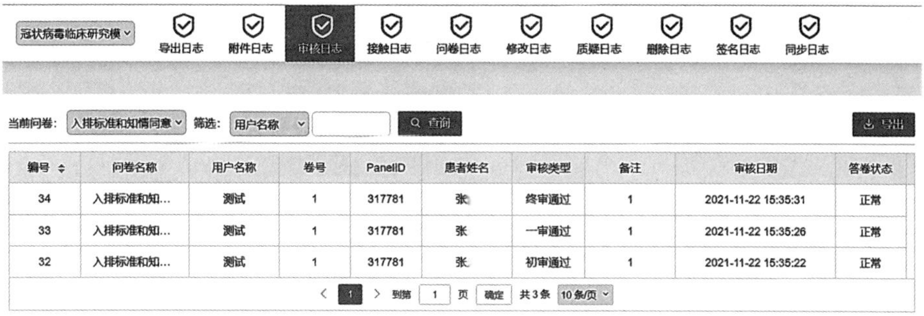

图 4-2-100　审核日志页面

4. 接触日志　接触日志(图 4-2-101),下载查看问卷接触情况。包括:受试者唯一 ID、访问状态、修改日期。可以进行接触情况查看及下载。

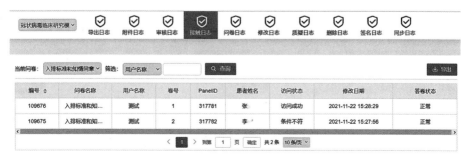

图 4-2-101　接触日志页面

5. 问卷日志   问卷日志(图 4-2-102)可查看问卷修改历史。包括：问卷名称、用户名称、修改日期、修改前、修改后,能进行问卷修改前修改后的下载和问卷修改前修改后的比对。

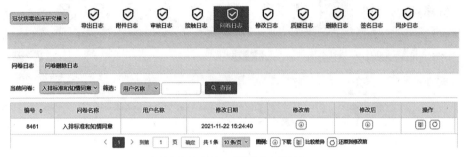

图 4-2-102   问卷日志页面

6. 修改日志   可查看修改数据的相关信息。包括：题目、修改前、修改后、操作人、处理状态、修改原因,能进行数据的修改历史下载。修改日志页面,如图 4-2-103 所示。

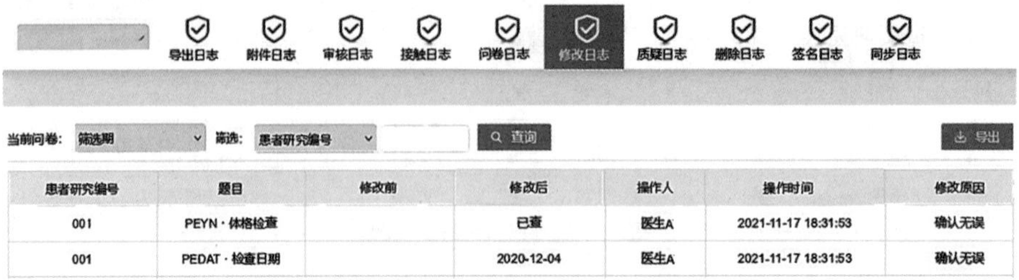

图 4-2-103   修改日志页面

7. 质疑日志   可记录问卷的质疑历史,可进行质疑的导出下载。质疑日志页面,如图 4-2-104 所示。

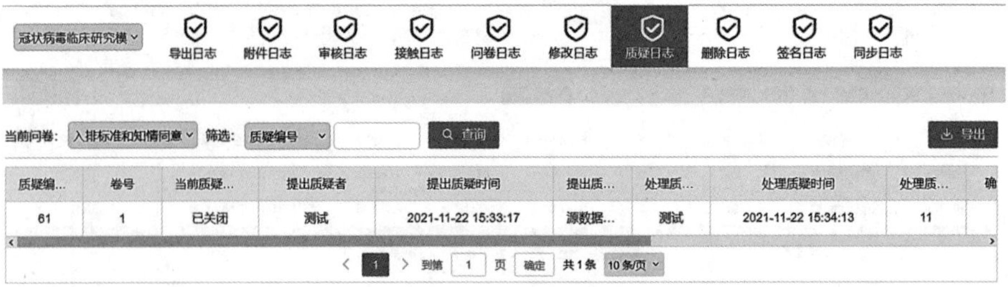

图 4-2-104   质疑日志页面

8. 删除日志　记录问卷的删除历史,可进行删除历史的导出下载。删除日志页面,如图 4-2-105 所示。

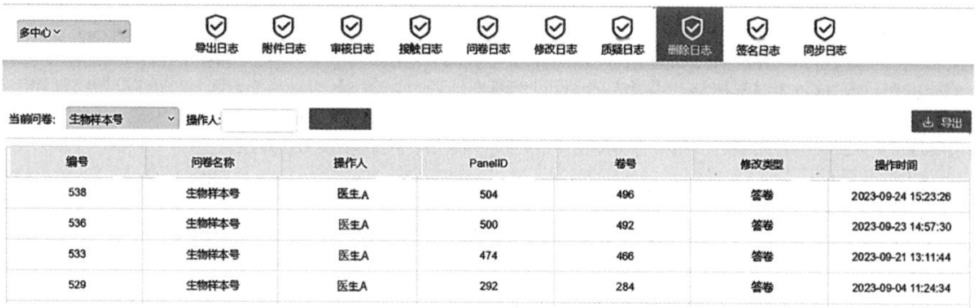

图 4-2-105　删除日志页面

9. 签名日志　记录问卷的所有电子签名历史,可进行电子签名历史的筛选与导出。操作类型包括以下八个方面。①项目发布:测试公开中;②项目发布:公开中公开结束;③项目发布:公开结束公开中;④项目发布:公开结束锁库;⑤项目发布:锁库公开结束;⑥中央随机:清空数据;⑦草稿模式:提交更改审核;⑧数据管理:删除数据时。签名日志页面,如图 4-2-106 所示。

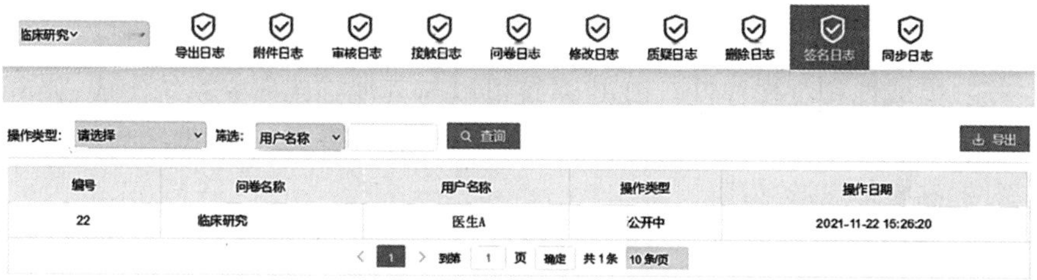

图 4-2-106　签名日志页面

10. 同步日志　记录此项目问卷的同步数据的历史,可进行同步数据历史的筛选与导出。同步日志页面,如图 4-2-107 所示。

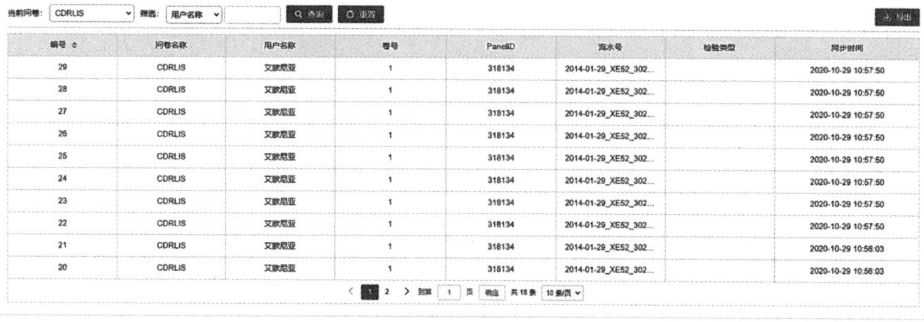

图 4-2-107　同步日志页面

第三节   临床试验电子数据采集及管理系统 C

系统 C 是一个电子数据采集平台,旨在帮助临床研究团队改善数据收集和管理的效率、准确性和合规性。它提供了丰富的功能和灵活的配置选项,适用于各种类型和规模的临床试验。它具有以下特点和功能。

1. 配置灵活   EDC 系统允许试验团队根据具体试验需求进行灵活的配置。用户可以自定义数据收集表单、指南和规则,以满足不同的研究协议和研究要求。

2. 高效的数据采集   EDC 系统提供用户友好的页面,支持在线或离线数据采集,可以减少数据录入错误和提高数据质量。另外,EDC 系统还支持自动计算和数据验证,帮助提高数据的准确性和一致性。

3. 可配置的工作流程   EDC 系统支持临床试验中的各种工作流程,包括数据录入、数据查询、数据清理等。用户可以定义和管理工作流程,以确保试验数据的正确性和完整性。

4. 数据监控和质量管理   EDC 系统具有内置的数据监控和质量管理功能,用于检查和验证数据的一致性和完整性。它可以自动生成数据质量指标和报告,并提供实时的监控和警报,以帮助识别和解决数据质量问题。

5. 集成性和互操作性   EDC 系统可以与其他临床研究系统集成,如电子临床结局评估(eCOA)系统、药物供应链管理系统等,实现数据的无缝传输和共享,提高整体试验效率。

6. 合规性和安全性   EDC 系统符合相关的法规和规定,采用了一系列的安全措施和技术,保护试验数据的安全和机密性。这包括数据加密、访问控制、角色权限管理和审计日志等。

为使读者对临床数据管理各环节有更直观的体会,本节将着重从研究团队各角色分工入手,对数据管理案例进行展示。

一、研究者 / 研究中心人员 /CRC——数据录入

临床研究协调员(CRC)是指经过主要研究者授权,并且经过培训之后,在临床试验里协助研究者进行非医学性判断的事务性工作人员。

在 EDC 系统中进行数据录入,是研究者 / 研究中心人员 /CRC 的主要工作之一。

1. 登录系统   作为 CRC,通过统一的登录页面,使用唯一的用户名和密码登录系统。登录系统后,所有该用户被授权的研究都罗列在系统主页面。CRC 选择需要进行数据录入的研究,点击进入研究。

由于一个 CRC 可能参与不同研究项目中,应用统一的用户名和密码来登录所有的研究,有助于 CRC 能更好地管理用户名密码。而如果每个研究都有不同的用户名和密码,会导致 CRC 管理用户名密码困难。

2. 在线培训课程　eLearning　登录系统后,有一些研究,必须要完成某些在线培训课程后才能进入,继而进行数据录入工作。

作为申办者(药企)来说,可以在 EDC 系统中按照不同的角色,分配必须要完成的培训;这些角色的系统用户,必须完成培训才能进入研究。而同一个系统用户,即使参与不同研究,如果有些必要培训重复了,他也无须重复完成同样的培训,大大减少不必要的培训时间。

系统中也有一些培训不是必修培训。这些培训随时都可以参加,但是在完成培训和最后的小测试前,培训一直会出现在页面。在完成小测试后,可以下载证书。电子培训列表,如图 4-3-1 所示。

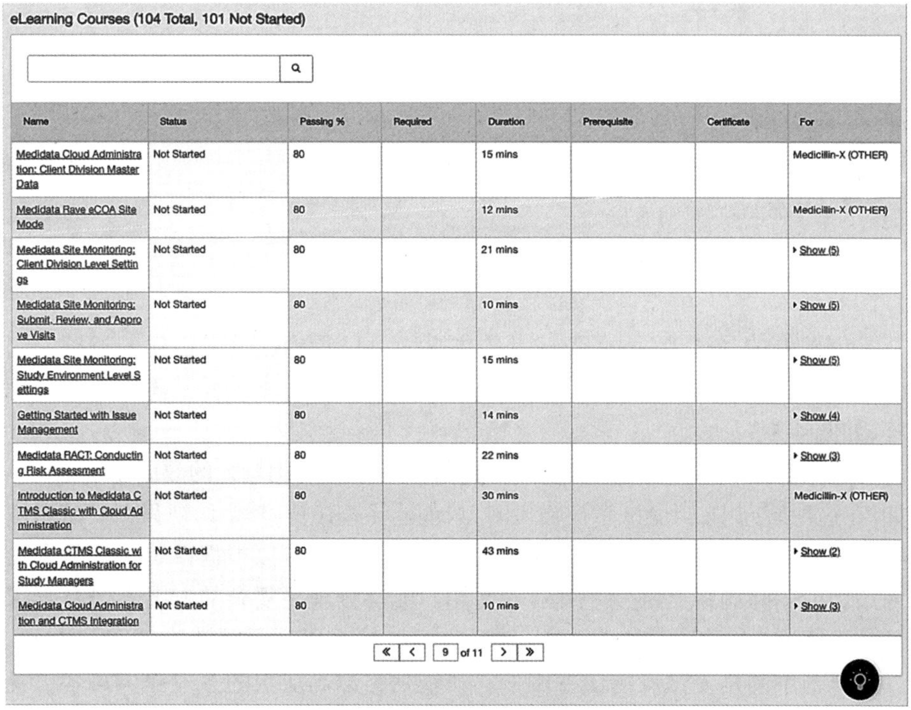

Name	Status	Passing %	Required	Duration	Prerequisite	Certificate	For
Medidata Cloud Administration: Client Division Master Data	Not Started	80		15 mins			Medicillin-X (OTHER)
Medidata Rave eCOA Site Mode	Not Started	80		12 mins			Medicillin-X (OTHER)
Medidata Site Monitoring: Client Division Level Settings	Not Started	80		21 mins			▸ Show (5)
Medidata Site Monitoring: Submit, Review, and Approve Visits	Not Started	80		10 mins			▸ Show (5)
Medidata Site Monitoring: Study Environment Level Settings	Not Started	80		15 mins			▸ Show (5)
Getting Started with Issue Management	Not Started	80		14 mins			▸ Show (4)
Medidata RACT: Conducting Risk Assessment	Not Started	80		22 mins			▸ Show (3)
Introduction to Medidata CTMS Classic with Cloud Administration	Not Started	80		30 mins			Medicillin-X (OTHER)
Medidata CTMS Classic with Cloud Administration for Study Managers	Not Started	80		43 mins			▸ Show (2)
Medidata Cloud Administration and CTMS Integration	Not Started	80		10 mins			▸ Show (3)

eLearning Courses (104 Total, 101 Not Started)

« ‹ 9 of 11 › »

图 4-3-1　电子培训列表

一体化的在线课程功能可以帮助申办者在部署 EDC 系统时节省时间。系统自带完整的、基于角色的在线培训课程,以及项目专属的评估课程。

系统内置的在线培训模块可以降低申办者在系统中创建培训的时间和成

本,同时也为用户提供跨研究的、中心管理的培训记录。系统中的在线培训同时也提供"闸门"的功能:用户不通过培训,则无法进入研究。确保研究人员在使用系统进行研究前,都能按照研究要求完成必要的培训。

3. 创建受试者　在受试者新增页面,CRC 可以手工创建本研究受试者。CRC 填写受试者入组信息,填写完毕后,就完成了受试者新增(图 4-3-2)。

同时,本 EDC 系统是可以接受和其他临床试验系统通过应用程序编程接口(application programming interface,API)对接,来创建受试者的,比如随机系统、电子知情同意系统等。开放的系统对接可以提供给申办者更大的灵活性。

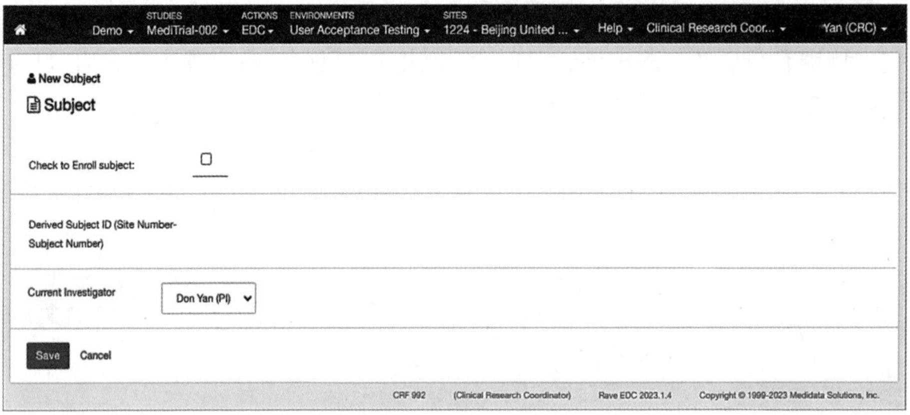

图 4-3-2　添加受试者页面

创建新的受试者后,在受试者的主页面可以看到受试者信息的概览。当受试者初次被创建时,只能看到 Screening 访视的文件夹。受试者首页访视矩阵,如图 4-3-3 所示。

这张访视矩阵会根据研究设计而变化,并可能会根据输入的数据而变化。例如,在这项研究中,当受试者被输入时,只创建筛查访视,其余访视只在受试者被随机化后才添加。这称为动态文件夹或访视。用户可以根据系统中的数据输入添加或删除访视、表格和字段,这使用户能够处理更复杂的方案和研究要求且易于使用。这个文件夹是可展开的,也可以折叠以展示更清晰的工作空间。

屏幕中间是受试者的访视网格。访视网格以高层次的方式提供每个访视中的每个表格的概览,这样最终用户就会知道应该把活动集中在哪里。更重要的是,如果不确定图标的含义,用户可以简单地悬停在图标上。

4. 表单数据的录入　使用系统时,用户按字段对数据进行填写,填写完成点击页面下方的保存按钮,数据会被保存在页面上。数据录入的格式除了常见的单选 / 多选题、日期、数字、下拉菜单等,特殊情况下还需要用户输入自

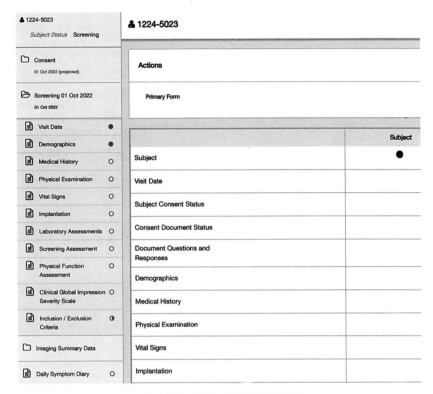

图 4-3-3　受试者首页访视矩阵

由文本。自由文本主要分两类：一类是长文本，通常在 2 000 个字符以内；另一类是短文本，要求在 250 个字符以内。数据类型可在建库时对字段类型进行设定。

5. 稽查痕迹　EDC 系统应当对所有数据的创建改动和删除进行记录，以便核查需要。用户在系统中完成必填项后点击保存，每个字段后生成对应的稽查痕迹。这样做的好处是保证整个页面的稽查痕迹统一，不因频繁笔误出现冗余记录。对系统来说，不仅是 eCRF 上的数据，所有的质疑、系统设置、权限分配和人机交互的所有动作都会被记录下来。一是为核查准备，二是一旦发生错误设置时管理员可及时回溯。稽查痕迹列表，如图 4-3-4 所示。

6. 填写指南上传、查阅　实际研究过程中，数据的录入工作要复杂得多。病例报告表填写指南（CRF Completion Guideline/Instruction，CCG/CCI）则应运而生。核心研究团队需撰写详细的填写指南，要对 CRF 上每个字段进行指导，以便研究中心人员查阅。系统允许核心团队成员上传指南文件，并在页面中创建了入口，方便研究中心人员遇到问题时一键跳转填写指南相关表述，如图 4-3-5 所示。

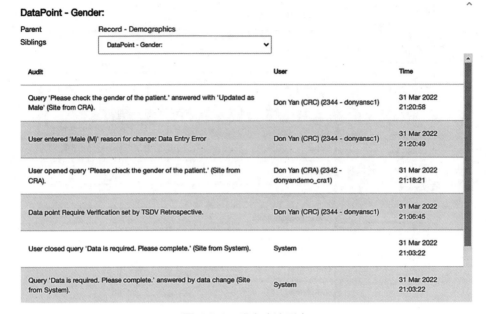

图 4-3-4   稽查痕迹列表

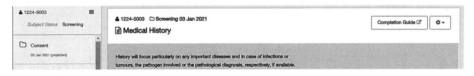

图 4-3-5   填写指南跳转功能

7. 动态表单与逻辑核查设计   在系统中,建库人员可以设计一些自定义触发条件与自定义动作,以实现固定流程的自动化。建库人员定义一个触发条件,常见的自定义动作包括但不限于以下四点。

(1)添加表单、添加注解、添加质疑、添加交联表、添加方案违背等。

(2)发送站内信或邮件。

(3)更新受试者状态。

(4)更新表单名称或文件夹名称等。

自定义动作还可设置为与其他系统实现功能联动。开放了强大的自定义函数,允许高阶用户自定义编写代码程序,一旦满足条件则触发运行,这样可以实现相当复杂的定制化需求。

比如,当某字段选择为"是"时,eCRF 会相应触发出一整套文件夹与表单,避免 CRC 依次手动添加的重复性工作。再比如,受试者完成访视必要内容后,研究者只需点击一次按钮,系统向发药系统发出指令,药品就可以自动发出。如果设置多个自定义动作,可以在发药的同时,将发药相关数据全部派生至药品清点单。整个过程完全不需要二次数据录入,省时省力。

8. 动态词典和动态下拉菜单 可根据 eCRF 中的现有数据决定下拉菜单候选项数量和内容。比如填写 AE 的合并用药补救措施时,用户需要将补救措施与相应 AE 进行关联。用户点击动态下拉菜单,系统会识别目前该受试者下所有 AE 作为菜单候选项,方便用户查找。

9. 处理质疑 CRC 作为数据录入的负责人,需要处理大量针对数据真实性和准确性的质疑(图 4-3-6)。这些质疑代表研究中的其他参与者对 CRC 填入数据的异议。CRC 应按质疑中的指示,采取相应措施如更正数据或阐述原因,然后对质疑进行答复。对 EDC 系统而言,质疑需要说明发送方的角色,以便后期分类审查。如图,CRC 需要先后完成数据修改和质疑回复,点击"Save" 按钮,稽查轨迹中则分别记录数据更改动作与质疑回复内容。

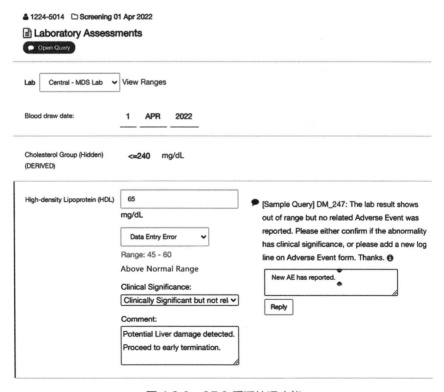

图 4-3-6 CRC 质疑处理功能

二、CRA——数据监查

CRA 在 EDC 系统上的交互行为并不像 DM 那样丰富,但 CRA 对 EDC 系统数据质量至关重要。CRC 将研究中心采集的数据录入 EDC 系统后,临床数据"过五关斩六将"一般的生命周期的"第一关"就是 CRA 对源文件与 EDC 系统录入数据一致性的审核,即"源数据验证(source data verification, SDV)"。如果 SDV 过程中发现有数据不一致,CRA 也会在该数据点发送一条质疑。质疑的内容通常为"请再次核实源数据并更正"。

系统允许 CRA 用户批量进行 SDV 操作。在特定情况下,为节省大量人工,可以选择性仅对方案中规定的重要数据进行 SDV,这种策略称为"目标源数据验证(targeted source data verification, TSDV)"。在实际工作中,这种策略通常是由一系列自动化程序辅助实现的。例如,对发生了 SAE 的受试者而言,研究团队会出于保险考虑将该受试者所有数据均设置为"需要 SDV",而对一些其他的较为安全的受试者,仅对关键访视产生的数据进行 SDV,非 SDV 的数据在 EDC 系统上的 SDV 按钮则变为灰色。以上两种状态可随数据录入结果自动切换,切换条件即为"有一条或以上 SAE 发生"。

TSDV 隶属于"基于风险的质量管理"体系中重要的组成部分。需要注意的是,TSDV 策略目前仍属于临床研究质量管理前沿理念,因此并非所有监管机构都对这种策略持有认同态度。而且,如果某研究决定采用 TSDV,研究团队需要在方案或监查计划中明确写明这种质量管理方法的合理理由。

如图 4-3-7 所示,第一个字段处,CRA 可以点击右侧齿轮添加质疑、方案违背或注解。第二个字段不需要进行 SDV,因此"Verify"处为灰色。

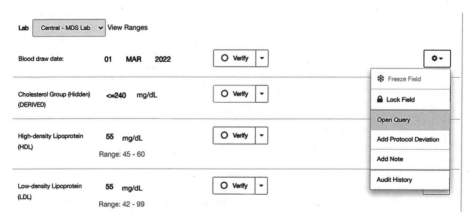

图 4-3-7　CRA 创建质疑功能与源数据验证功能

三、DM——数据审阅和质疑管理

DM 对 eCRF 上的数据只有只读权限，不可修改。因此 DM 出具相关质疑，以求研究者进行进一步解释或对明显的数据问题进行更正。如果确认数据符合逻辑无误，个别组织内的 DM 还需要一个"Review"的操作。该环节的目的与 CRA 进行 SDV 是一样的。那么 DM 为什么要出具质疑呢？

数据管理工作中有一条原则为确保研究者录入的数据真实。与生物统计人员多从宏观角度的考量不同，DM 更多的是从微观角度对数据质量进行把控。也就是说，对一个合格的 DM 而言，需要非常清楚地知道好的数据是什么样子，错误的数据错在哪和怎么改。

在纸质时代，一线采集来的纸质 CRF 副本需要统一寄往数据采录团队。DM 一旦发现问题，就需要另行填写数据矛盾报告表并送回研究中心。研究者通过阅读 DM 的留言，决定是否需要修改纸质 CRF 的数据，或在下方回复"数据确保真实不予修改"，阐述理由，签名并寄回。而到电子信息时代，双方在 EDC 系统上处理电子质疑的效率要高得多。质疑是 DM 与一线研究者沟通的重要渠道，因涉及数据更改，DM 发出的质疑内容格外受到核查工作组的重视。尤其近年来，核查工作组常对包含潜在诱导性措辞的质疑记为"不规范质疑"，进而推断 DM 涉嫌伪造数据。所以，与质疑相关的用户行为都需要被记录进稽查痕迹，包括质疑创建者、质疑类型、质疑内容、质疑创建时间、质疑创建位置、质疑回复和关闭状态等，以随时应对监管部门的审查。

在一些规模较大的研究，质疑吞吐量也非常大。为便于大量质疑的管理和分类，一些组织在发布质疑文本时会加入一些特征识别符或代码，用以归类筛选和批量处理。例如，用药时间与采血时间先后顺序这类问题，属于数据验证类问题。DM 可以在每次发送的质疑文本前加入一个"DV_278"这样的识别符，其中"DV"代表 data validation，即数据验证；"278"用以识别全项目层面所有关于用药与采血时间对比类的质疑。现在，很多 EDC 系统支持批量处理质疑和文本检索，那么用户可以在处理前通过搜索"DV_278"这样的前缀编号来分类处理时间先后顺序的问题。同理，数据比对类问题可以写作"DR"（data reconciliation，数据校正），医学审阅可以写作"MM"（medical monitoring）等。质疑批量管理与检索功能页面，如图 4-3-8 所示。

四、PI——审阅和签名

主要研究者（PI）对 eCRF 进行签名是最后一步，意为对签名页面上所有数据的真实性负责。因此 PI 的签名环节通常安排在研究中后期，以确保该页面上没有数据需要更改，PI 签名后由 DM 进行页面锁定。

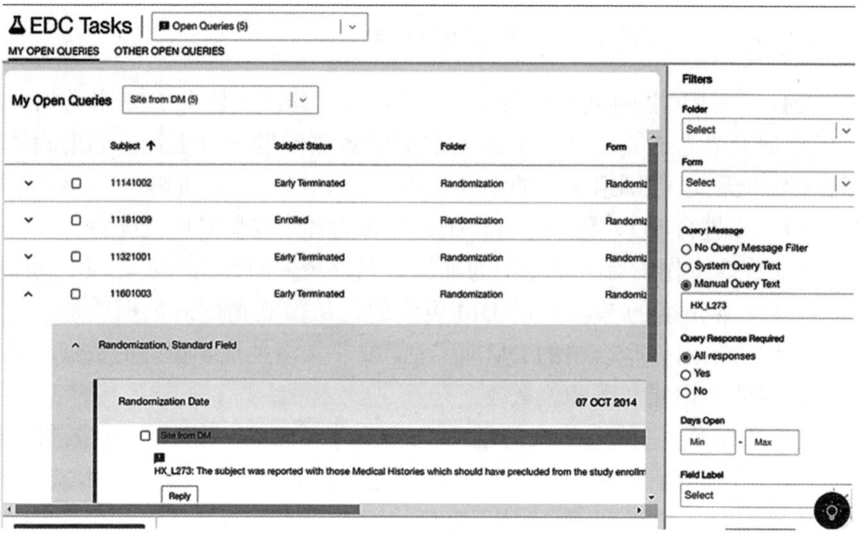

图 4-3-8　质疑批量管理与检索功能

　　并非所有 CRF 都需要主要研究者进行签名,研究团队成员通常需要在方案、数据管理计划(DMP)、CRF 填写指南中予以明确哪些页面需要签名。通常涉及受试者敏感数据、与研究终点相关或与患者安全相关数据需要签名,意为主要研究者需对该页面录入的数据真实性有效性负责。

　　主要研究者添加电子签名有两种方式:单页面签名和受试者签名。如图 4-3-9 和图 4-3-10 所示。

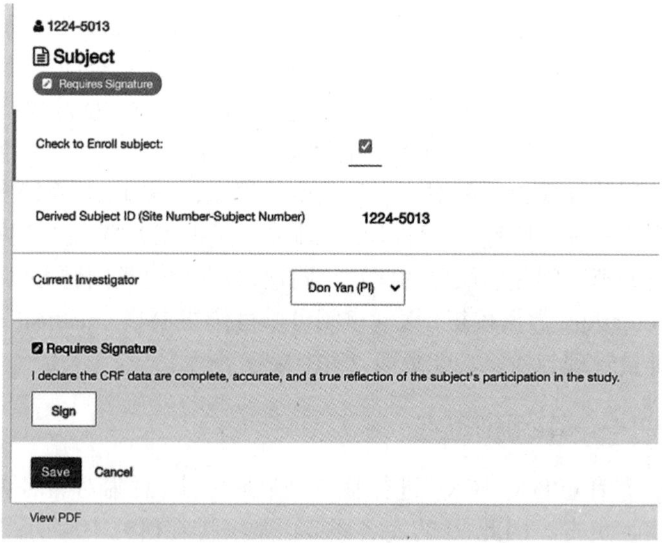

图 4-3-9　单一页面 eCRF 签名功能

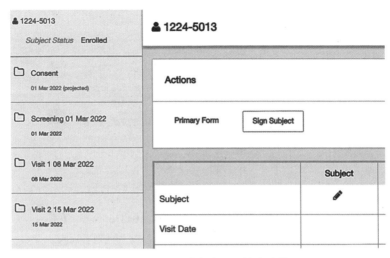

图 4-3-10　受试者全页面签名功能

电子签名时,主要研究者需要在弹出的对话框中输入用户名和密码验证身份。签名成功后,页面的所有字段稽查痕迹中会出现签名相关记录(图 4-3-11)。

DataPoint - Check to Enroll subject:

Parent　　　　　　Record - Subject
Siblings

DataPoint - Check to Enroll subject: ⌄

Audit	User	Time
User signature succeeded.	Don Yan (Admin) (2337 - donyan)	30 Oct 2023 17:46:17

图 4-3-11　用户电子签名成功稽查痕迹记录

需要注意的是,电子签名成功后,原则上页面上的所有数据视为真实有效而不允许修改。一旦有数据改动,则整个页面的签名自动失效,并在稽查痕迹中增加一条失效记录。签名后的数据记录需要向监管部门提供合理解释,否则难以摆脱数据伪造的嫌疑。因此主要研究者的签名通常放在研究结题阶段数据库锁定之前进行。

五、任务管理与报告审阅

任务列表允许当前角色用户查看滞留在自己手中的任务量(如 DM 的数据未提交审阅,CRA 未进行 SDV 的字段,CRC 的未填写超期页面等)。同时,用户也可以查看其他任务页面(图 4-3-12),用以评估项目组员其他的未完成工作量。

系统还开发了众多自定义报告,且允许整个企业层面管理员上传安装各种定制化脚本,用以满足数据导出和呈现等业务需求。报告工具页面,如图 4-3-13 所示。

图 4-3-12 任务页面

Name	Description
360 Data Cleaning Progress Report	Track eCRF Data Cleaning Progress
360 Enrollment Tracking Report	Track Subject Enrollment Performance
360 Query Management	Manage Queries
Architect Difference	Architect Difference
Audit Trail	Audit Trail Report
Business Objects 4.2	Business Objects 4.2
Check Error	Check Error
Data Listing	Data Listing Report
Demo - AE Listing w/ deep links	Meditrial
Demo - AE Listing w/ deep links	Medi-002
Demo - Compliance Report	Compliance Report
Demo - Enrollment Report	Meditrial Enrollment Report
Demo - Subject Data Report	Per Subject
Demo Registry	Subject Summary
eCOA Compliance Report	eCOA Compliance Report
eCOA Data Transmission Report	eCOA Data Transmission Report
eDiary Compliance Report	eDiary Compliance Report
Enrollment	Enrollment Report
Helpdesk Chat	Click here to chat now
ImagingReconciliationReport	Reconciling imaging scan data against visit date
Interim Lock -- Lock Summary Report	Interim Lock -- Lock Summary Report
Interim Lock -- Queue Report	Interim Lock -- Queue Report
JReview	JReview
Local Labs	Local Labs
Migration Audit Trail Report	Migration Audit Trail Report
Page Status v2.0	Page Status v2.0
Productivity	Productivity Report
Protocol Deviations	Protocol Deviations Report
Query Aging	Query Aging Report
Query Detail	Query Detail Report
Query Summary	Query Summary Report

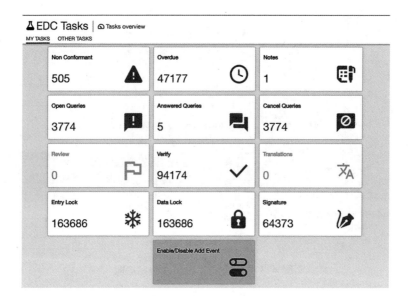

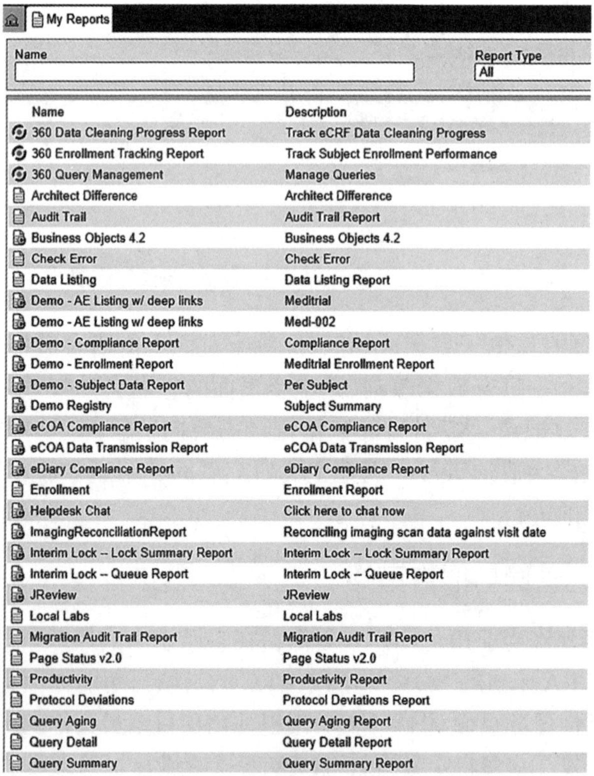

图 4-3-13 报告工具页面

常用报告举例如下。

1. **360 系列报告**　360 报告是系统开发的动态报告工具,共包括 3 个组件:360 数据进展报告、360 受试者招募追踪报告和 360 质疑管理报告。这三份报告分别针对不同场景和需求。

(1) 360 数据进展报告(图 4-3-14)是将研究中所有页面状态统一呈现的报告工具。用户可以通过参数设置缩小查找范围,确定活跃页面的状态,便于采取进一步措施。如 CRA 可以通过查看某研究中心所有受试者的所有表单状态,确定哪些页面未签名,哪些数据需要 SDV 等。

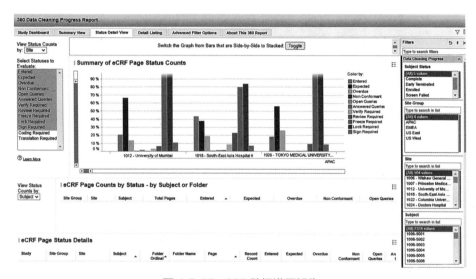

图 4-3-14　360 数据进展报告

(2) 360 受试者招募追踪报告,是用于追踪研究中所有受试者招募状态的报告工具。受试者通常被分为五类:完成研究、提早终止、已入组、筛选失败、筛选中。报告便于运营团队实时掌握研究入组状态,提早部署受试者招募策略。

(3) 360 质疑管理报告(图 4-3-15),是用户追踪研究内所有质疑状态和详情的报告工具。用户通过追踪开放状态的质疑列表,进一步提醒研究者进行回复或由数据管理员进行关闭操作。

2. **数据列表(data listing)**　也称 Clinical View,是利用专利技术开发的数据导出工具。当系统前端有研究者进行数据录入,数据列表工具可以快速将所有已保存数据导出为 csv(逗号分隔符列表)文件,便于用户进行下一步分析处理。

3. **SAS 数据集导出工具(SAS on demand)**　系统支持导出 SAS 数据集格式以便于进行 SDTM 转换或 SAS 分析。用户可以自定义自动导出频率、

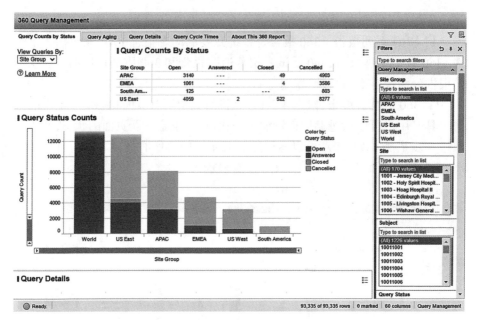

图 4-3-15   360 质疑管理报告

导出时间、导出目的地,系统可定时将数据集导出至规定位置。需注意的是,该导出工具与操作者的访问权限相关。假如操作者只有 01 和 02 研究中心的 EDC 访问权限,导出结果则不会超出 01 和 02 的数据范围。导出结果需要强制加密,以保证数据安全。

4. 页面状态更新工具(status updater) 在研究里程碑或结题阶段,用户需短时间处理大量页面状态更改时,可使用该工具批量化操作。用户批量操作时应注意两点:一是该操作不能用于批量签名;二是该操作必须在数据库准备就绪时完成,即数据管理员宣布数据状态稳定后才能批量操作,期间不能做数据更改。操作完毕后,系统相应页面的稽查痕迹中会出现该操作者相关操作记录。页面状态更新工具操作图,如图 4-3-16 所示。

六、EDC+:临床试验平台化背景下的其他创新模块应用

生命科学行业在临床试验药物研发方面正面临着重大的技术挑战。随着临床试验的发展,临床试验中用到的数据采集和分析平台已经不仅仅是 EDC 系统,实际上一个全球多中心的临床试验中涉及的系统多达 25 种以上,不同的系统使用不同的平台,不仅给用户带来了额外的学习成本,而且对系统的搭建和后续的维护使用都有极大的挑战。所以在 EDC 系统的基础之上去构建其他的系统需求就显而易见,逐渐有了 EDC+ 这样的概念。这样的方式

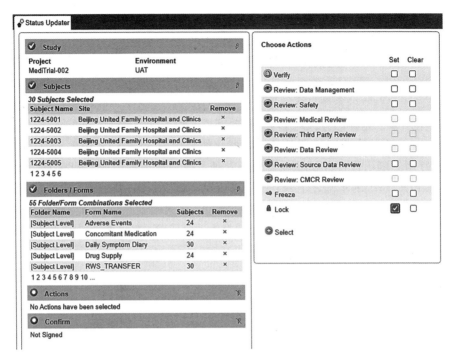

图 4-3-16　页面状态更新工具操作

不仅仅对于申办者 /CRO 来说在搭建的时候更为快捷，不同角色的用户在使用的时候也可以非常习惯地用单一系统去采集和分析所有数据，不需要烦琐的系统切换，当然也不存在数据的重复录入及以此带来的数据比对问题。不同的临床研究数据采集系统在统一平台架构和定义如下，见图 4-3-17。

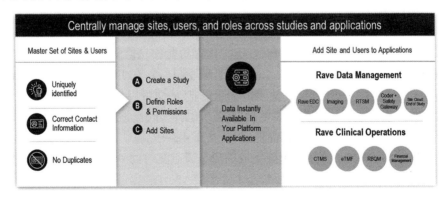

图 4-3-17　不同的临床研究数据采集系统在统一平台架构和定义

临床试验系统比如 Coder（药物编码）、RTSM（randomization and trial supply management，随机和药物供应管理）系统、eCOA（电子临床结局评估）、

Image（影像）、传感器以及数据的可视化分析等都是临床试验中的常见系统，下面就摘取部分作为例子。

1. EDC+ 之与随机和药物供应管理（RTSM）系统的完全集成　　RTSM（随机和药物供应管理）系统是临床试验中随机和试验物资供应管理的解决方案，在传统上是独立的系统且依赖传统的 IT 开发流程，会基于不同的方案做完全的定制化开发。这样的方式对于项目的时间成本和花费都有巨大的考验。

EDC 系统作为已经成熟的可配置化的平台，在此基础上衍生出简单、灵活、好用的随机设计和试验物资供应管理系统则是水到渠成。RTSM 系统建立在 EDC 系统的基础之上，与 EDC 系统完全集成一体，对于研究中心在数据录入时无须系统切换，且无须二重数据输入，最大限度减少了数据核对，可加快研究启动和研究结束的速度并降低整体试验风险。统一的数据采集和审查方式，申办者 /CRO 及研究中心都可以在同一个平台实时同步，见图 4-3-18。

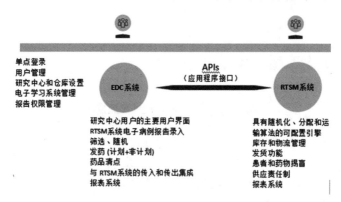

图 4-3-18　统一的数据采集和审查方式

研究中心用户可以在 EDC 系统里面完成随机发药等动作，并可以利用 EDC 系统自带的比如逻辑核查、自定义化等功能预先检测随机分层因子是否填写、入排标准是否符合等，防止错误的随机受试者，在 EDC 系统里面发放的药物会被自动地统计到药品清点的 eCRF 中，从而可以供研究中心在药品包装回收时直接进行线上药物清点，清点结果也会实时反馈到 RTSM 系统，从而后续 CRA 可以进一步进行药品的比对，见图 4-3-19。

研究中心在 EDC 系统里面完成的药品清点实时回到 RTSM 系统供 CRA 进行比对，见图 4-3-20。

EDC 系统与 RTSM 系统完全统一，无须定制集成，大大降低了系统验证风险及缩短了系统建库时间。初次配置项目信息时，设置向导会指导配置人员一步步完成研究信息设置。一如在 EDC 系统里面会使用到的模板库，RTSM 系统也支持导入其他项目设置信息，见图 4-3-21。

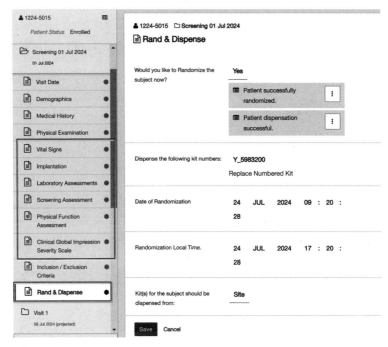

图 4-3-19　EDC 系统与 RTSM 系统统一化的数据录入及表单管理

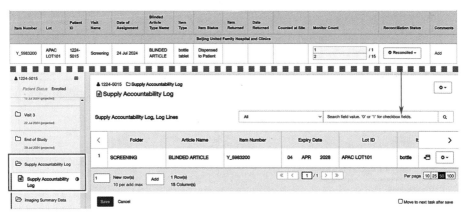

图 4-3-20　研究中心在 EDC 系统完成的药品清点实时
回到 RTSM 系统供 CRA 进行比对

　　根据方案要求,可以在系统中添加治疗臂、分层因子以及选择随机方式等。常见随机如动态随机,区组随机或者是分层因子的区组随机等都可以通过配置方式实现,也可以上传配置好的随机列表。配置过程中的随机分层因子和剂量因素因子等需要和 EDC 系统一致,以此实现数据的交互。随机方式配置,见图 4-3-22。

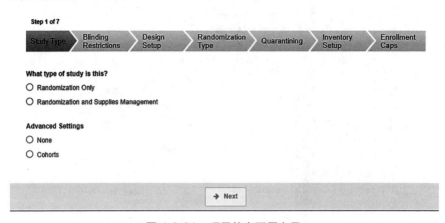

图 4-3-21　项目信息配置向导

Randomization Design　Simulation Setups　Simulation Results　Treatment Design　Visits　Assign Treatments　📄Configuration Report

Randomization Design　[Permuted Block ∨]

Study Arms　[+ Add Arm]

Code	Name
AG	Arm A CR714
AP	Arm A Placebo
BG	Arm B CR714
BP	Arm B Placebo

Randomization Factors　[+ Add Factor]

	Factor	Description/Message that appears if Rave is offline	Values
☐	Location [None selected ∨]		

☐ Hide Randomization Factors from Blinded Users ❷

☐ Patient Replacement

Randomization Supply Check
◉ Do not randomize unless supply is available for all arms ❷
○ Do not randomize unless supply is available for assigned arm ❷
○ Forced allocation ❷
▸ Advanced Options
○ Randomization is not coupled with dispensation ❷

Randomization Lists　(Test lists only)　[⬆ Upload List]　[+ Generate List]
☐ Pre-Allocate Blocks to Strata

			Blocks		
Name	Uploaded By	Date	Unused	All	Status
RANDLIST01	Don Yan	24 Jul 2024	0	0	Processing

[✔ Save]　[✗ Reset]

图 4-3-22　随机方式配置

配置好随机信息之后可以添加药品信息、访视信息、配置药品的分发计划、包装方式以及药品编盲表等,见图4-3-23。

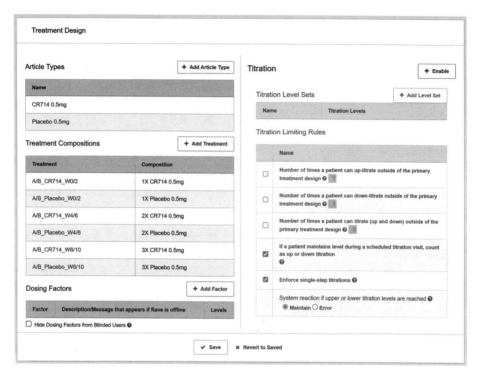

图 4-3-23　药物信息配置

RTSM 系统和 EDC 系统之间的数据实时互通,无须按照单独 RTSM 系统和 EDC 系统模型的要求进行数据核对,大大加快了研究锁库时间,从而节省大量的成本。

2. EDC+ 之 eCOA 电子化临床结局评估的一体化　eCOA(电子临床结局评估)正在变革申办者和研究中心从受试者、医生收集电子数据的方式。eCOA 一般可以作为应用程序安装在 iOS 系统和安卓系统设备上,作为一款基于网络的解决方案,它为受试者数据采集提供了一个简便灵活的模型,提升受试者参与体验。

eCOA 与 EDC 系统相连,能为传统的、远程的或两者结合的不同形式临床试验带来真正的一体化体验。将受试者数据与现有的 EDC 系统数据实现一体化整合,能够避免手动数据转录和减少数据比对工作,保证更加全面实时的数据监控。

eCOA 的数据采集表单作为 EDC 系统表单的一部分,从数据采集到数据管理实现完全统一,见图4-3-24。

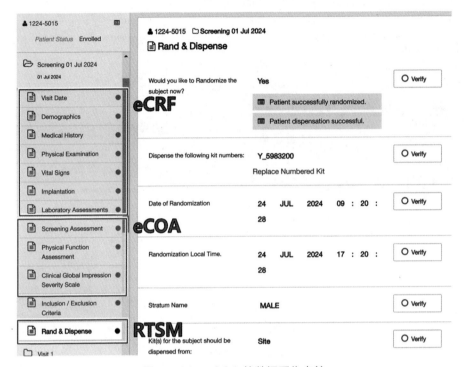

图4-3-24 eCOA的数据采集表单

研究中心可以看到受试者或者其他远程采集的数据,但是不能填写或者修改数据,当数据由受试者或者护理人员通过移动设备填写之后,数据会实时回到EDC系统。研究中心可更好地监控远程数据填写比率,提高数据填写质量。

移动设备远程采集的数据实时回到EDC系统,并成为EDC系统数据管理的一部分,见图4-3-25。

eCOA与EDC系统的数据建库采用完全统一的方式,可选可配置化的建库方式加快整个建库进程,系统上线之后,EDC eCRF的数据管理和eCOA的数据管理完全合二为一,大大方便了数据管理过程。

eCOA是去中心化临床试验(decentrilized clinical trial,DCT)当中最为重要也是使用最为广泛的一个元素,DCT场景下数据的来源更为多样化,数据量数据类型都多于传统临床试验,不同的临床试验选择使用的DCT元素各有不同,从传统临床试验到完全的DCT并非一蹴而就。那么传统试验与DCT场景的融合就显得尤其重要。从数据采集端到数据分析端,其灵活性、完整性都是需要考量的内容。DCT以技术平台链接临床试验的生态系统,如图4-3-26所示。

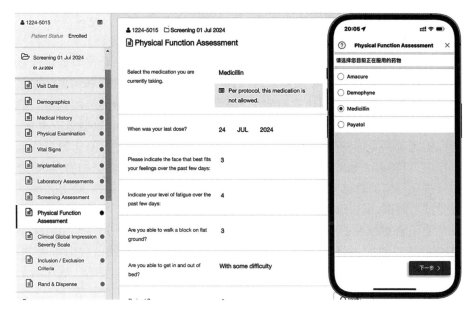

图 4-3-25 移动设备远程采集的数据实时回到 EDC 系统

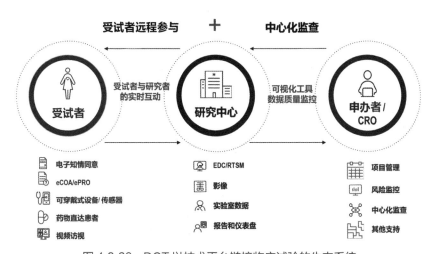

图 4-3-26 DCT 以技术平台链接临床试验的生态系统

　　eCOA 将数据采集的场景从医院内拓展到医院外,灵活多元的数据采集方式是 DCT 带给临床试验更多可能性。那 EDC 系统作为临床试验中最主要的院内数据采集平台,EDC 系统和 eCOA 的融合,将受试者自主填报的数据或者其他量表数据和 EDC 系统的结合,实现了院内院外数据的统一管理。当然根据方案需求还可以选择其他试验系统,比如前文提到的药品管理、电子知情等,申办者/CRO也能够基于此统一平台实时地审阅数据和分析数据。

3. EDC+之受试者数据监控平台   无论是前面提到的EDC系统、RTSM系统还是eCOA等,都会发现临床试验日趋复杂,数据来源、数据类型以及数据量都在加速增长,在数据采集之后,数据管理的工作重点在于如何更快地整合不同来源的数据,更快地发现数据当中潜在的问题。显然传统数据报表的方式已经远不能满足数据管理的需求,需要更加实时全面的数据审查平台。所以更为灵活全面的受试者数据监控平台应运而生,这是一个临床数据管理工作区,可跨多个来源(包括EDC系统和第三方数据)加速数据的聚合、审查和可视化。借助数据监控平台,临床数据经理和监查员可以协作,更有效地审查受试者数据,更快地解决查询并更快地发现问题。

受试者数据平台把EDC系统的数据和第三方数据合到一起,实时同步EDC系统的数据,全面整合第三方数据,才能达到中心化的高效数据审查,平台本身自带的核查逻辑可以帮助数据管理者产生复杂的数据列表,从而满足数据审查要求。数据列表产生是通过逻辑拖拽的方式,对于数据管理者来说更加简单易用。

所有数据在同一个平台,可以轻松生成满足不同部门需求的数据列表(图4-3-27和图4-3-28),同时满足批量向EDC系统发送质疑的需求。

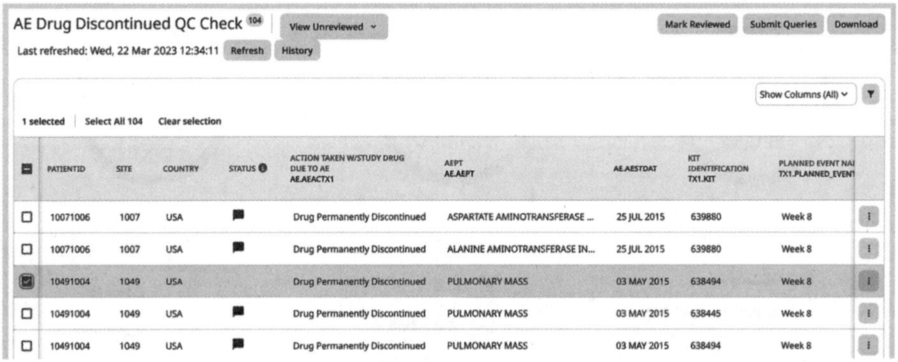

图 4-3-27   数据列表(一)

随着技术的发展,新兴技术在临床试验数据管理中也开始逐步应用,比如人工智能(artificial intelligence, AI)。一些复杂的数据列表通常需要不同部门(数据管理者、数据编程、医学等)一起构建,耗费比较多的时间和精力,借助AI的力量,预先配置好的数据列表利用既往研究的数据帮助识别数据之间的相关性,数据管理员或者医学也可以给予系统反馈,见图4-3-29。

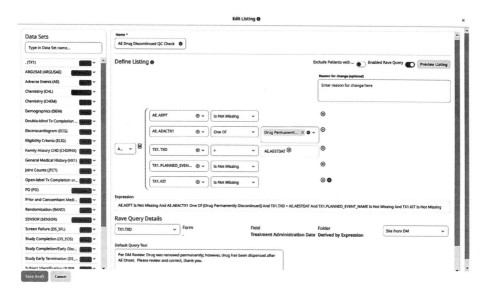

图 4-3-28 数据列表（二）

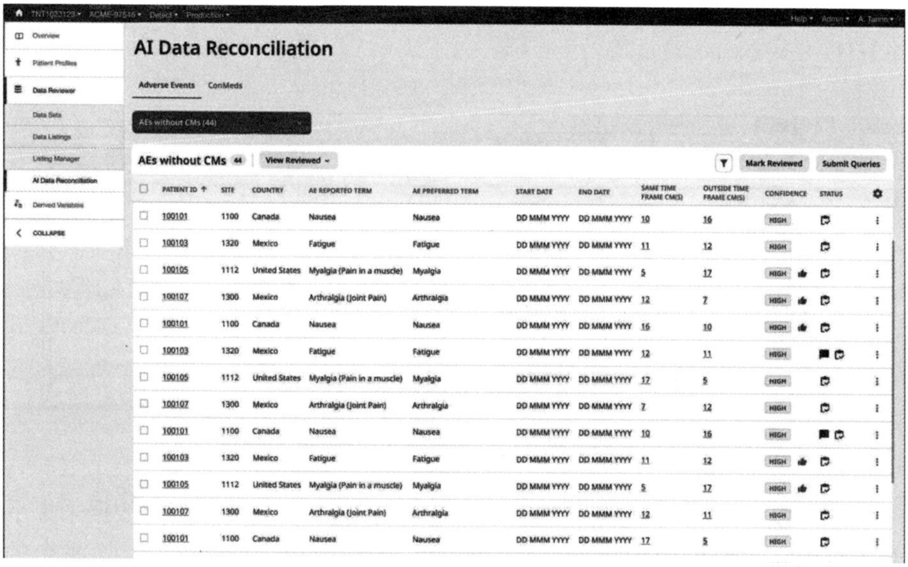

图 4-3-29 利用 AI 技术帮助识别数据之间的相关性

　　所有的数据集中在一个平台，数据管理员就可以基于数据建立完整的受试者档案，这样的受试者档案可以给到不同的部门进行审阅，比如说医学等部门。受试者档案不仅仅是数据的形式，也可以是趋势图、时间线等形式，也可以高亮出超出范围或者超出预设值的数据或者图片。

　　当然,所有的数据也是可以一键传输至 EDC 系统,那么当用户在审阅数据的过程中对数据产生了任何疑问都可以回到 EDC 系统里面直接进行查看。可以按时间线图的形式将不同域的数据放到同一个时间下比对,见图 4-3-30。

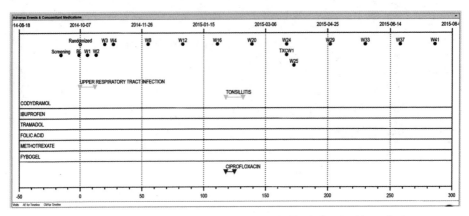

图 4-3-30　时间线图的形式将不同域的数据放到同一个时间下比对

　　生命体征数据能够以趋势图的形式展现,容易发现数据的异常,见图 4-3-31。

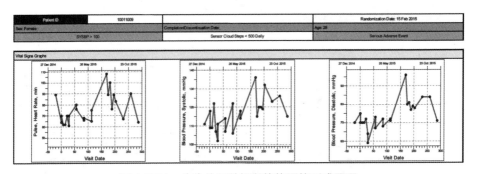

图 4-3-31　生命体征数据以趋势图的形式展现

　　除了以上 EDC 系统与其他临床试验系统的关联,还有很多的数据采集平台也可以完美地与 EDC 系统关联,EDC 系统作为数据采集的中枢、全平台的数据采集方式,高效实时的数据分析和展现才能更好地适应未来临床试验的需求。

七、EHR to EDC:临床试验数据自动录入

　　EHR〔electronic health record,电子健康记录(特指医疗机构内部数字化

系统所记录的患者数据)]to EDC 简称"E2E",基于 EHR to EDC 技术平台的临床试验数据自动采集及录入与中心化监查系统是一套基于大数据治理和人工智能自然语言处理(natural language processing,NLP)技术的临床运营自动化、智能化平台。平台一端可以通过多种接口方式实现与医疗机构内部数据对接,另一端与企业 EDC 系统对接。在获得临床试验要求的合规程序批准的前提下(例如:临床研究项目立项,伦理审批及受试者知情同意),可实现临床试验源数据的自动化采集。

平台自动化采集的电子源数据,经过底层数据平台进行数据治理,转换为符合国际临床试验数据规范(如 CDISC)的高质量研究数据,并进行去标识化处理。之后,通过审核的临床试验研究数据,研究团队(PI 或 CRC)一键式将研究数据从医院端上传到中心化云端,在云端完成 eCRF 的自动预填充。在中心化云平台,CRC 可远程化修正或补录数据,并再次审核研究数据。最终,经过研究者批准,一键式将通过审核的试验研究数据导入到企业的 EDC 系统,完成研究数据从医疗机构内的电子源文件数据自动化采集到 EDC 系统的源数据自动化录入过程,从根本上实现新一代数字化、智能化、远程化的临床研究数据采集模式。端到端电子源数据 E2E 技术架构,如图 4-3-32 所示。

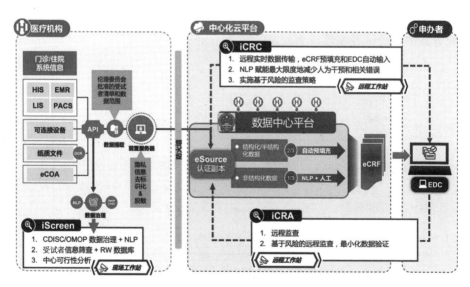

图 4-3-32　端到端电子源数据 E2E 技术架构

1. 受试者添加　在系统部署完备后,医院端登录,点击"项目名称"进入"项目管理—受试者列表",然后添加受试者并抽取数据(图 4-3-33)。

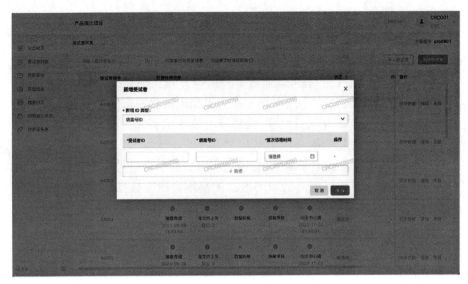

图 4-3-33 添加受试者操作页面

受试者添加时(图 4-3-34),可按照"病案号 ID""门诊 ID""住院 ID""身份证 ID"关联院内信息系统的受试者数据。即抽取数据时,是按照以上绑定的受试者 ID 来在院内检索和抽取数据。"受试者 ID"对应关联当前研究方案中的受试者编号。

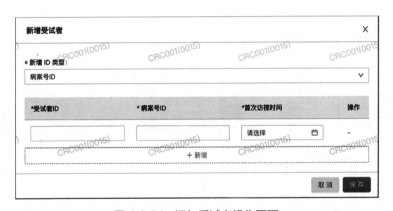

图 4-3-34 添加受试者操作页面

2. 数据抽取 可全选当前页面所有受试者,点击"抽取数据"可将医院内的受试者数据抽取至系统中展示,如图 4-3-35 所示。

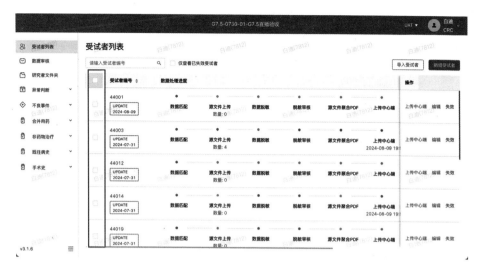

图 4-3-35　数据抽取操作页面

数据完成抽取后,点击"受试者列表—受试者编号"可查看已抽取完成的数据,如图 4-3-36 所示。

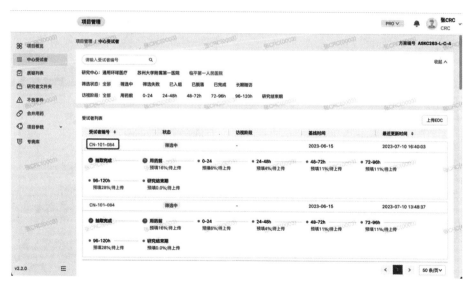

图 4-3-36　数据查看页面

3. 核证副本上传　点击进入"受试者档案—核证副本",可单选或多选本地文件图片上传,如图 4-3-37 所示。

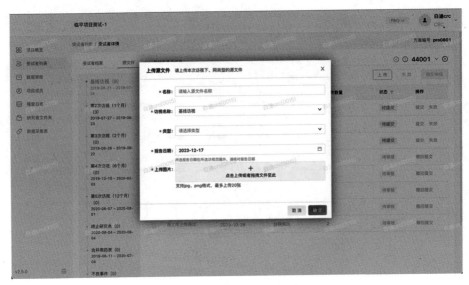

图 4-3-37　上传核证副本

4. 数据脱敏　源文件图片上传后，系统可自动根据"OCR（optical character recognition，光学字符识别）脱敏规则"对图片自动识别隐私信息和脱敏，可查看脱敏效果，可人工进行手动补充脱敏，确认脱敏完成后可提交审核，如图 4-3-38 所示。

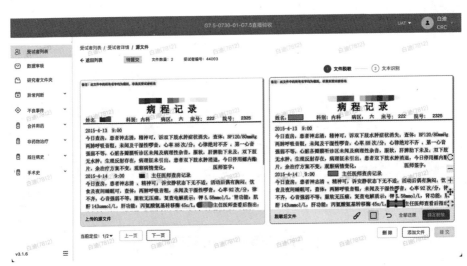

图 4-3-38　系统脱敏操作

可持续后台自动脱敏运行，若自动脱敏内容存在错误，可手动删除。确认脱敏后，可点击"提交"输入账号登录密码，完成提交。

5. 数据脱敏审核 PI登录医院端,进入项目点击"数据审核"可看到待审核数据任务列表。可点击"审核"操作,对CRC提交的核证副本,做脱敏审核,如图4-3-39所示。

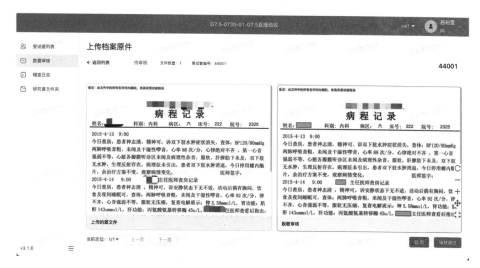

图4-3-39 脱敏效果审核

点击"审核通过",输入账号登录密码完成审核确认操作。

6. 数据同步中心端 CRC登录医院端,进入项目点击"受试者列表",可将医院端已脱敏完成且通过审核的受试者数据同步至中心端,如图4-3-40所示。

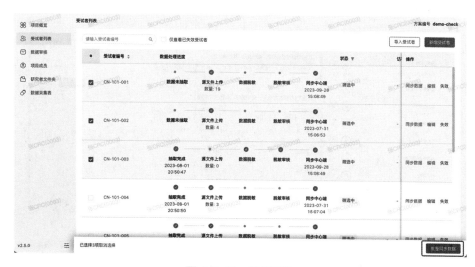

图4-3-40 数据同步

7. 数据上传 EDC 系统　CRC 登录中心端,进入项目点击"中心受试者"可看到所负责和已同步的医院端受试者数据,进入单个"受试者全部档案—预填 CRF"页面,可看到当前受试者自动预填的访视表单数据。

人工可对系统归属的字段数据确认。可调整每个访视的访视完成时间,系统可根据新调整访视时间来自动生成表单字段的可预填数据。数据传输至 EDC 系统,如图 4-3-41 和图 4-3-42 所示。

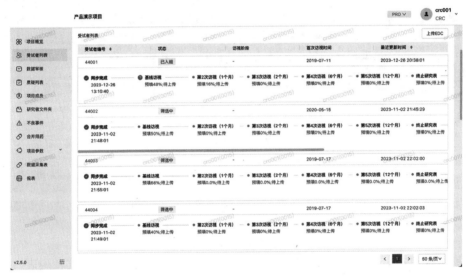

图 4-3-41　数据传输至 EDC 系统(一)

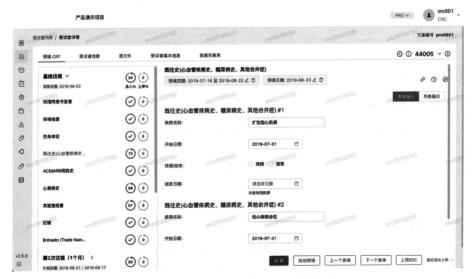

图 4-3-42　数据传输至 EDC 系统(二)

对接 EDC 系统后,CRC 登录中心端,进入项目点击"中心受试者"可看到受试者列表,点击"上传 EDC"可多选受试者,快速筛选访视、表单和上传 EDC 状态,批量数据上传 EDC 系统,见图 4-3-43。

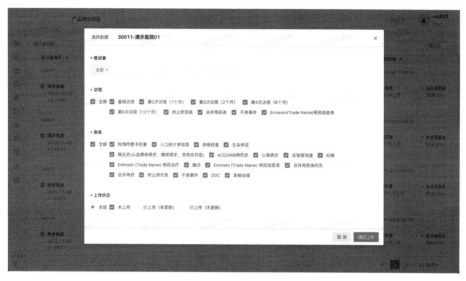

图 4-3-43　数据传输至 EDC 系统(三)

8. 不良事件　系统每天晚上会从抽取到的数据中按照配置的项目规则识别不良事件信号,见图 4-3-44,也可以点击"信号识别"按钮完成手动信号识别。

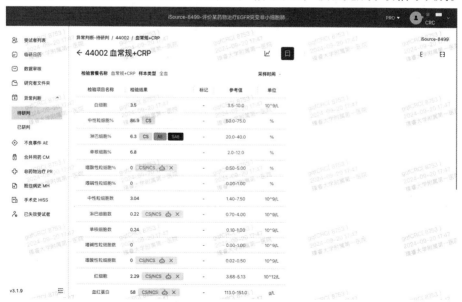

图 4-3-44　系统自动识别出不良事件

点击"处理"按钮可对不良事件信号进行处理,见图 4-3-45,可对信号进行"合并""新增""忽略"操作。

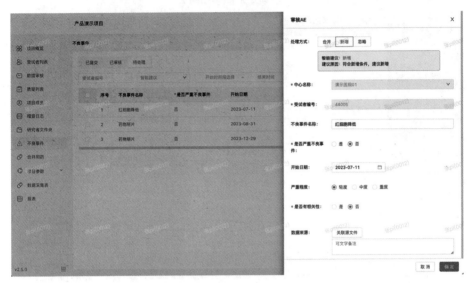

图 4-3-45　对识别出的不良事件进行操作

点击"来源"按钮,可查看该不良事件所关联的核证副本来源,见图 4-3-46。

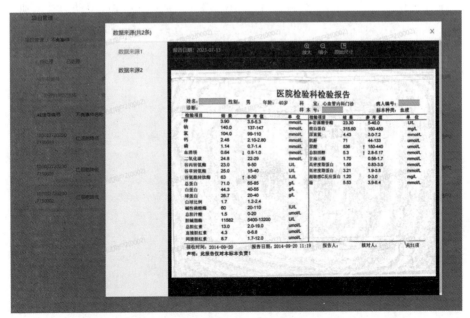

图 4-3-46　对识别出的不良事件进行溯源

9. 合并用药　系统每天晚上会从抽取到的数据中按照配置的项目规则识别合并用药信号,见图 4-3-47,也可以点击"信号识别"按钮完成手动信号识别。

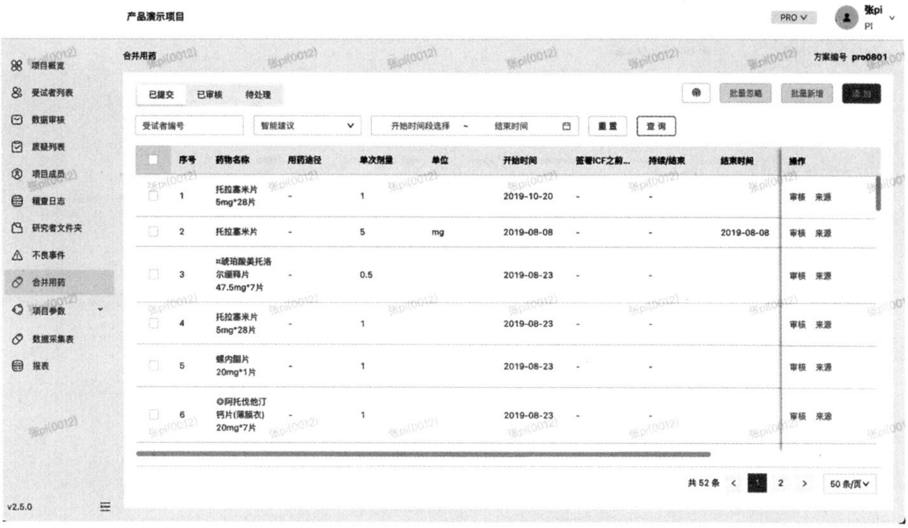

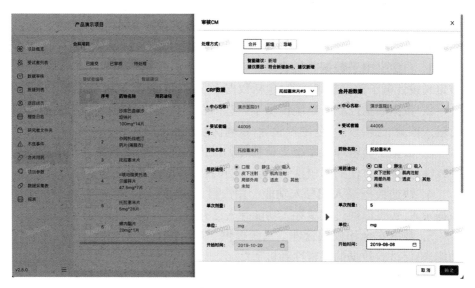

图 4-3-47　系统自动识别出合并用药

点击"处理"按钮可对合并用药信号进行处理,可对信号进行"合并""新增""忽略"操作,见图 4-3-48。

图 4-3-48　对识别出的合并用药进行操作

10. 稽查日志　点击"稽查日志—上传 EDC 日志"可查看受试者上传 EDC 系统的历史操作(图 4-3-49)。支持以 Excel 文件形式导出。

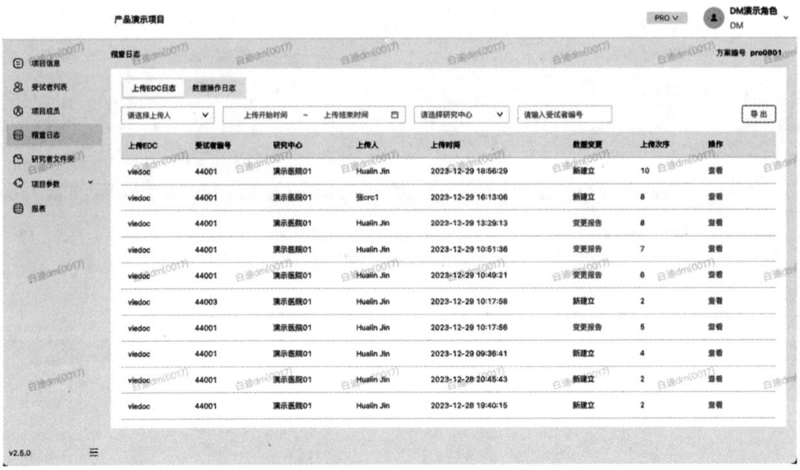

图 4-3-49　系统稽查日志

第四节　临床试验电子数据采集及管理系统 D

　　系统 D 提供了一个完整的临床试验数据收集和管理解决方案,以便实现高效、准确和可靠的数据采集和分析。可以简化临床试验数据的收集、管理和分析过程,提高数据质量和研究效率,并为试验结果评估和决策提供支持,主要具有以下功能。

　　1. 自定义电子数据收集表单　系统允许用户根据不同的临床试验需求,自定义设计电子数据收集表单,包括数据字段、校验规则、逻辑跳转等。

　　2. 数据质量控制　系统提供了一些内置的数据质量控制功能,可自动进行输入校验、逻辑校验、范围校验等,以确保数据的准确性和一致性。

　　3. 数据字典管理　系统支持管理和维护数据字典,以确保术语和编码的一致性,并提供方便的术语搜索和应用功能。

　　4. 快速数据录入和导入功能　用户可以通过系统提供的界面进行手动数据录入,也可以通过批量导入功能导入已有数据。

　　5. 数据安全和权限管理　系统提供了严格的数据安全措施和权限管理功能,确保试验数据的保密性和机密性。

　　6. 数据分析和报告　系统可生成各种报表和图形,支持数据分析和统计,帮助研究人员更好地理解和解释试验结果。

一、eCRF 搭建

1. 项目创建　输入以下信息：项目名称、试验方案编号、CRO、试验分期、治疗领域、国家 / 地区等，由此新建项目，见图 4-4-1。

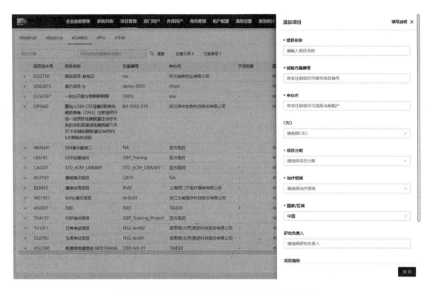

图 4-4-1　填写项目基本信息创建项目

项目创建后，系统方技术支持人员进行项目初始化。针对多中心临床试验，输入中心信息后可进行研究中心分配，见图 4-4-2 和图 4-4-3。

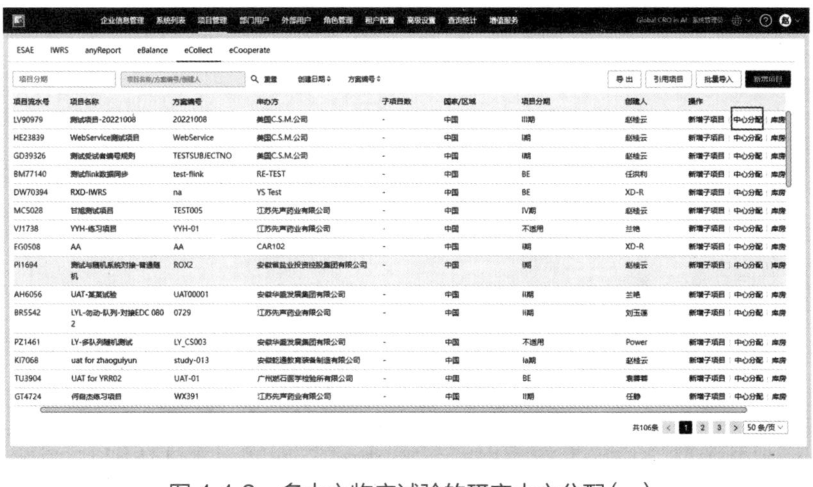

图 4-4-2　多中心临床试验的研究中心分配（一）

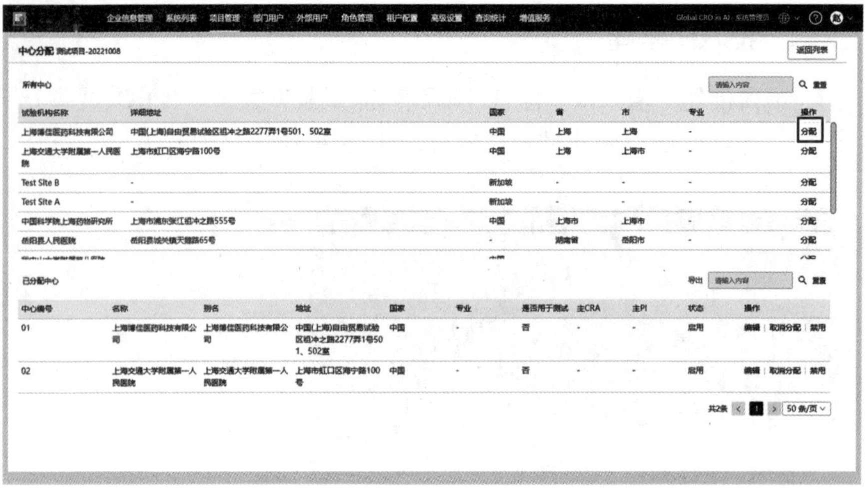

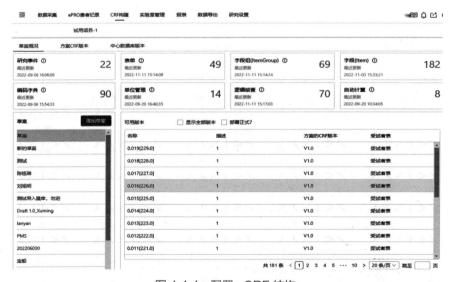

图 4-4-3　多中心临床试验的研究中心分配（二）

2. eCRF 构建　系统方技术支持人员对建库人员进行授权，建库人员即可登录系统进行项目配置。在 CRF 构建菜单下，添加草案。此处需根据项目 CRF 在系统内配置 eCRF 结构（图 4-4-4），添加访视、表单、字段组与字段，以及动态激活的规则。

图 4-4-4　配置 eCRF 结构

配置并关联完成后发布数据库版本，并将其部署到测试环境中，由测试人员测试 eCRF 页面配置是否符合项目需求。

二、eCRF 测试与反馈

1. eCRF 测试　测试人员登录系统后,进入测试环境与中心,点击新增虚拟受试者,填写虚拟受试者筛选号及姓名缩写完成新增受试者,见图 4-4-5。

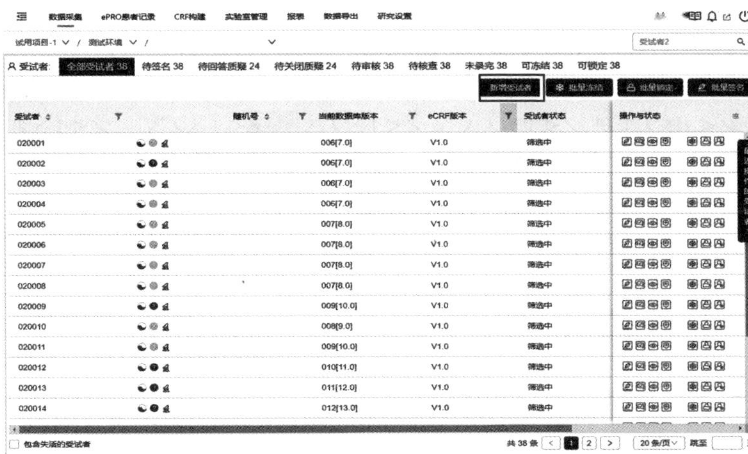

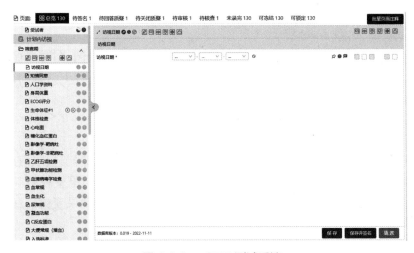

图 4-4-5　测试环境下新增虚拟受试者

2. eCRF 测试反馈　测试人员在数据采集页面测试 eCRF 结构内容,模拟受试者参与临床试验全流程的数据采集与录入。测试人员将测试结果保存,并反馈至建库人员进行 eCRF 页面修订,修订完成后进行下一轮测试,直至测试通过。eCRF 测试反馈页面,如图 4-4-6 所示。

图 4-4-6　eCRF 测试反馈

三、逻辑核查搭建

eCRF 页面测试通过后,建库人员根据数据核查计划文档进行逻辑核查配置,见图 4-4-7。完成后发布逻辑核查新版本并部署至测试环境中。

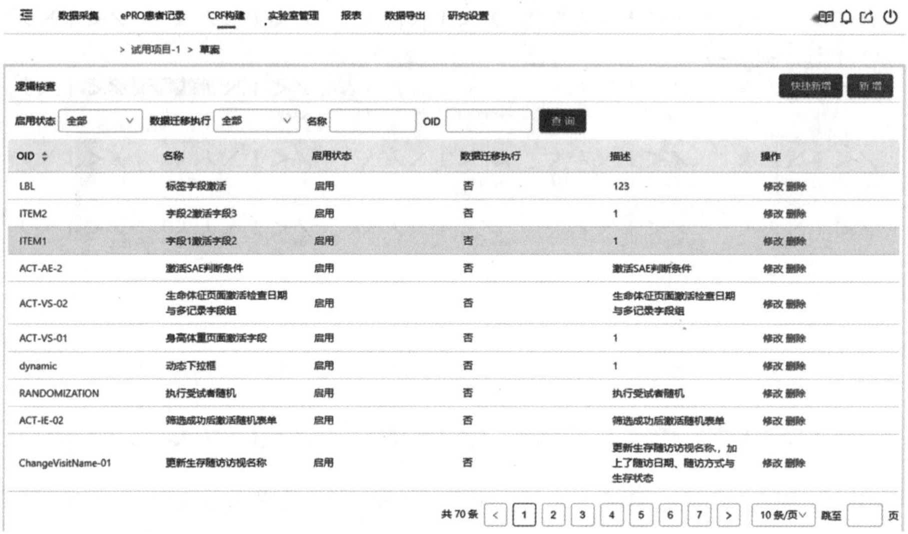

图 4-4-7　逻辑核查配置

四、逻辑核查测试

测试人员登录系统后,进入测试环境与中心,与 eCRF 测试一样,点击新增虚拟受试者,填写虚拟受试者筛选号及姓名缩写完成新增受试者。逻辑核查测试页面,如图 4-4-8 所示。

测试人员根据逻辑核查测试案例文档进行逻辑核查测试,同时保存测试结果,并反馈至建库人员进行逻辑核查修订,修订完成后进行下一轮测试,直至测试通过。

五、用户权限配置

项目上线前,由账号管理人员搜集各中心研究人员的账号与权限信息,并在系统内"项目管理—人员管理"模块中对人员进行授权与配置权限。项目上线后,若人员账号权限发生变动,需在账号权限表中详细记录变更信息。用户权限配置,如图 4-4-9 所示。

👤 受试者：**全部受试者 38**　待签名 38　待回答质疑 24　待关闭质疑 24　待审核 38　待核查 38　未录完 38　可冻结 38　可锁定 38

新增受试者　批量冻结　批量锁定　批量签名

受试者 ⇕	▽	随机号 ⇕	▽	当前数据库版本	▽	eCRF版本	▽	受试者状态	操作与状态	☰
020001	🐮⚫🔒			006[7.0]		V1.0		筛选中		
020002	🐮⚫🔒			006[7.0]		V1.0		筛选中		
020003	🐮⚫🔒			006[7.0]		V1.0		筛选中		
020004	🐮⚫🔒			006[7.0]		V1.0		筛选中		
020005	🐮⚫🔒			007[8.0]		V1.0		筛选中		
020006	🐮⚫🔒			007[8.0]		V1.0		筛选中		
020007	🐮⚫🔒			007[8.0]		V1.0		筛选中		
020008	🐮⚫🔒			007[8.0]		V1.0		筛选中		
020009	🐮⚫🔒			009[10.0]		V1.0		筛选中		
020010	🐮⚫🔒			008[9.0]		V1.0		筛选中		
020011	🐮⚫🔒			009[10.0]		V1.0		筛选中		
020012	🐮⚫🔒			010[11.0]		V1.0		筛选中		
020013	🐮⚫🔒			011[12.0]		V1.0		筛选中		
020014	🐮⚫🔒			012[13.0]		V1.0		筛选中		

☐ 包含失活的受试者　　　　　共 38 条 ＜ **1** 2 ＞　20条/页∨　跳至 ____ 页

图 4-4-8　逻辑核查测试

用户管理	基本信息							α环境验证项员	返回列表

姓名/用户名/邮箱 🔍

导出　批量删除

有 1 人未激活　查看

☐	登录名	姓名	项目成员角色	邮箱	手机号	用户类型	职位	最近登录时间	操作
☐	zkh27test_1	zk27test_1	-	zkh27test_1@123.com	15121111111	企业员工	-	2021-01-27 15:02:05	编辑 删除
☐	zkh27test_2	zk27test_2	-	zkh27test_2@123.com	15121111111	企业员工	-		编辑 删除
☐	zkh27test_1	zk27test_1	-	zkh27test_2@123.com	15121111111	企业员工	-	2021-10-22 13:24:58	编辑 删除
☐	zkh27test_2	zk27test_2	-	zkh27test_3@123.com	15121111111	企业员工	-	2021-10-22 13:25:00	编辑 删除
☐	zkh27test_3	zk27test_3	-	zkh27test_3@123.com	15121111111	企业员工	-	2021-10-22 13:25:00	编辑 删除
☐	zkh27test_4	zk27test_4	-	zkh27test_4@123.com	15121111111	企业员工	-	2021-10-22 13:25:02	编辑 删除
☐	zkh27test_5	zk27test_5	-	zkh27test_5@123.com	15121111111	企业员工	-	2021-10-22 13:25:03	编辑 删除
☐	zkh27test_6	zk27test_6	-	zkh27test_6@123.com	15121111111	企业员工	-	2021-10-22 13:25:05	编辑 删除
☐	zkh27test_7	zk27test_7	-	zkh27test_7@123.com	15121111111	企业员工	-	2021-10-22 13:25:05	编辑 删除
☐	zkh27test_8	zk27test_8	-	zkh27test_8@123.com	15121111111	企业员工	-	2021-10-22 13:25:05	编辑 删除
☐	zkh27test_9	zk27test_9	-	zkh27test_9@123.com	15121111111	企业员工	-	2021-10-22 13:25:07	编辑 删除
☐	zkh27test_10	zk27test_10	-	zkh27test_10@123.com	15121111111	企业员工	-	2021-10-22 13:25:07	编辑 删除
☐	zkh27test_11	zk27test_11	-	zkh27test_11@123.com	15121111111	企业员工	-	2021-10-22 13:25:12	编辑 删除
☐	zkh27test_12	zk27test_12	-	zkh27test_12@123.com	15121111111	企业员工	-	2021-10-22 13:25:13	编辑 删除
☐	zkh27test_13	zk27test_13	-	zkh27test_13@123.com	15121111111	企业员工	-	2021-10-22 13:25:14	编辑 删除
☐	zkh27test_14	zk27test_14	-	zkh27test_14@123.com	15121111111	企业员工	-	2021-10-22 13:25:14	编辑 删除
☐	zkh27test_15	zk27test_15	-	zkh27test_15@123.com	15121111111	企业员工	-	2021-10-22 13:25:15	编辑 删除
☐	zkh27test_16	zk27test_16	-	zkh27test_16@123.com	15121111111	企业员工	-	2021-10-22 13:25:15	编辑 删除
☐	zkh27test_17	zk27test_17	-	zkh27test_17@123.com	15121111111	企业员工	-	2021-10-22 13:25:15	编辑 删除
☐	zkh27test_18	zk27test_18	-	zkh27test_18@123.com	15121111111	企业员工	-	2021-10-22 13:25:16	编辑 删除
☐	zkh27test_19	zk27test_19	-	zkh27test_19@123.com	15121111111	企业员工	-	2021-10-22 13:25:16	编辑 删除
☐	zkh27test_20	zk27test_20	-	zkh27test_20@123.com	15121111111	企业员工	-	2021-10-22 13:25:16	编辑 删除

图 4-4-9　用户权限配置

六、数据库上线

建库人员发布正式版本,并部署到正式环境与中心,即可完成项目上线,项目上线后即可正式进行受试者数据录入与管理,见图 4-4-10。

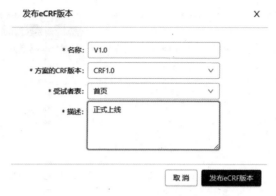

图 4-4-10　发布数据库正式版本

七、数据录入与修改

1. 数据录入　由研究者或其授权的临床研究协调员依照纸质病例报告表或源数据直接录入或由电子源数据（如穿戴式设备、电子日记卡等）将数据导入系统。需根据在临床试验中所产生的准确数据，完成所有要求填写字段的录入。尽量避免使用缩略词和符号。

日期时间类型变量，需在日期时间下拉框中选择，见图 4-4-11。

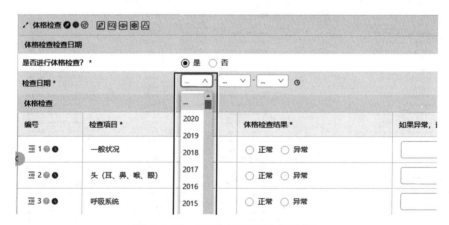

图 4-4-11　日期时间类型变量选择

另外，系统也支持在日期时间变量录入框中点击后，手动录入日期时间结果。录入完成后点击电脑键盘上的回车按钮即可完成录入。在日期时间录入框后点击时钟图标，则可以快速填写当前日期时间，见图 4-4-12。

特别注意，日期时间变量若包含未知，请在日期时间变量录入下拉框中选择"未知"，见图 4-4-13。

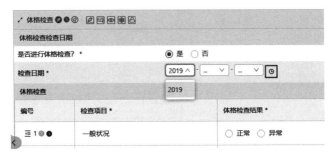

图 4-4-12　快速填写当前日期时间

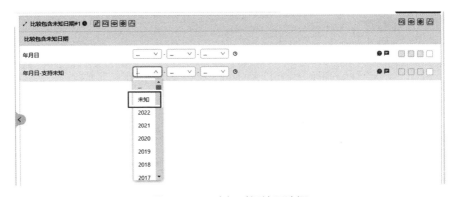

图 4-4-13　未知时间填写选择

对于数字类型字段,需正确录入数字,如 10,1.2,−1 等,若录入文本内容或非正常数字结果,如 ABC,正常,1.2.3,1/2 等,则会触发质疑,见图 4-4-14,在录入界面提示"录入值的数据格式不匹配"。

2. 数据修改　当数据录入有误需要修改时,点击修改图标,更新数据,并选择修改原因,再进行保存,见图 4-4-15。

如果保存后有疑问产生,但是数据与原始记录一致,需给予证实并如实回答,如"数据已核实无误"。

3. 缺失数据处理　对于缺失数据,可以通过字段注释功能录入未知、未做、不适用等内容,见图 4-4-16。

八、字段注释与表单注释

系统支持对字段添加字段注释内容,点击字段名称后的注释图标,在弹出框中选择注释内容后,点击"保存"即可。字段注释与表单注释如图 4-4-17 所示。

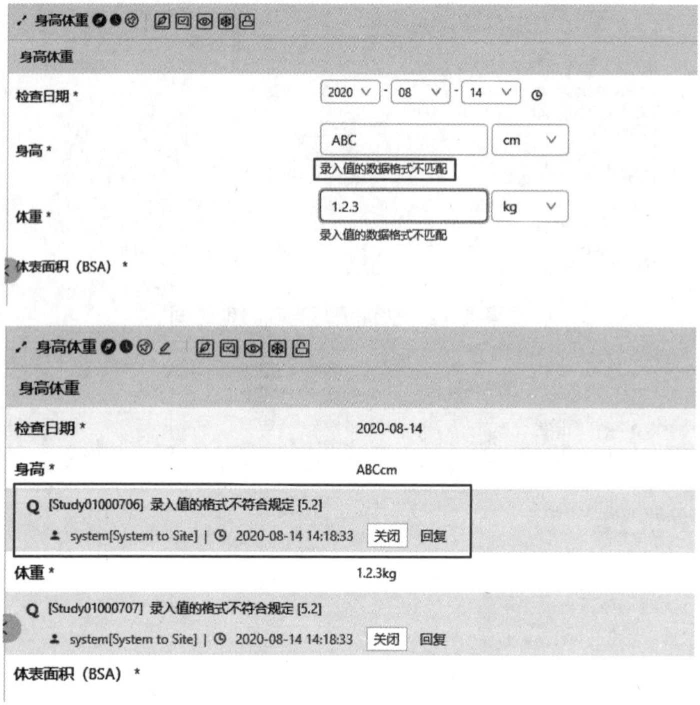

图 4-4-14　触发系统质疑

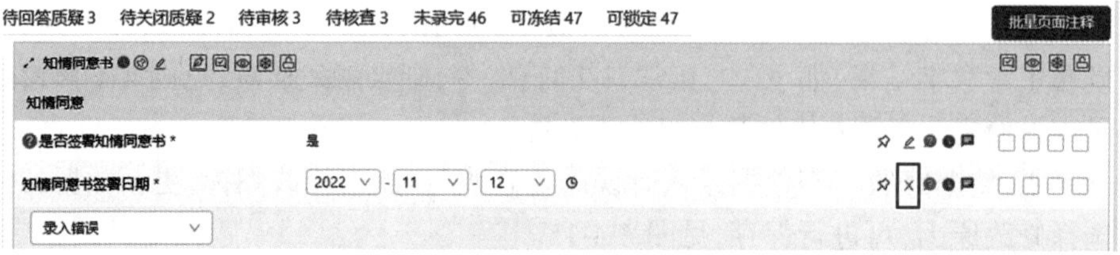

图 4-4-15　数据修改

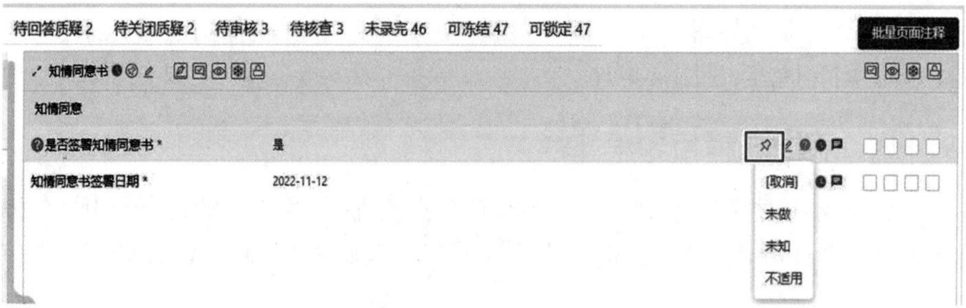

图 4-4-16　缺失数据注释

图 4-4-17 字段注释与表单注释

字段注释内容与字段录入的值不能同时存在,若页面未保存前,则字段注释后等同于字段中录入了注释内容。页面保存后字段注释等同于修改字段数据,需要录入修改原因,见图 4-4-18。

图 4-4-18 修改原因录入

若字段被核查、审核、签名完成后,添加字段注释后会自动取消字段的核查、审核、签名的状态。

若受试者访视下某表单未检查或者不适用,则可以在页面名称后点击页面注释图标。在弹出框中选择"未做"或"不适用"后,即可完成整个页面访视的注释,见图 4-4-19。

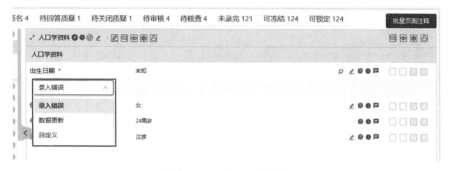

图 4-4-19 整个访视页面注释

页面被注释后,会在页面名称前显示注释内容。表单注释后,再次点击表单注释图标,可取消注释。

九、访视、表单、记录的添加与删除

由于发生 AE、SAE/SUSAR(suspected unexpected serious adverse reaction,可疑且非预期严重不良反应)等情况产生计划外访视时,系统支持用户手动添加访视(需数据库构建人员提前设置访视可添加)。可在录入界面左侧导航栏中,点击访视名称后的添加图标。在弹出框中点击"确定"按钮,即可添加访视(图 4-4-20)。添加完成后可以进行访视删除与恢复。

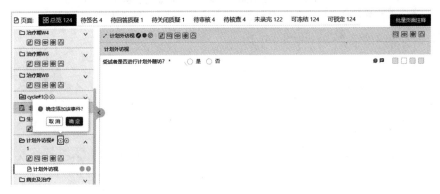

图 4-4-20   添加计划外访视

因发生计划外访视相应产生额外的实验室检查时,系统支持用户手动添加页面(需数据库构建人员提前设置页面可添加)。在录入页面左侧导航栏中,点击页面名称后的添加图标。在弹出框中点击"确定"按钮,即可添加页面,见图 4-4-21。添加完成后可以进行页面删除与恢复。

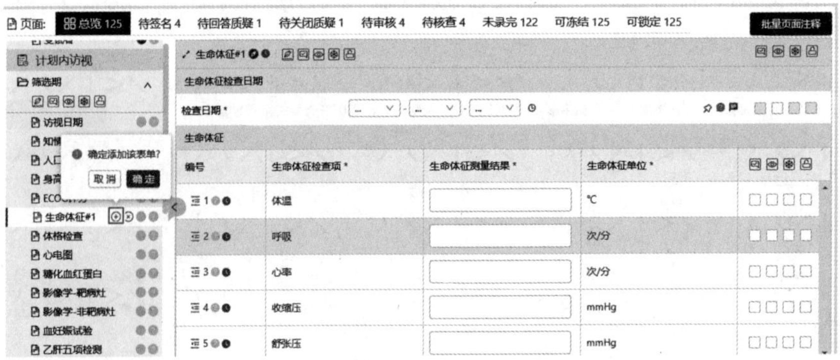

图 4-4-21   添加访视内表单

另外,系统支持用户手动添加不良事件记录、合并用药记录等字段组行(需数据库构建人员提前设置字段组可添加)。打开页面后,可以在字段组名称后点击"新增"按钮,见图 4-4-22。

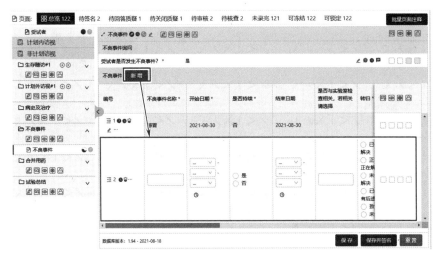

图 4-4-22　添加不良事件记录、合并用药记录等字段组行

添加出新的一行后,录入完成,点击"保存"按钮,即可完成字段组行的添加与录入,见图 4-4-23。或点击编号前的"展开"图标,在本行的编辑页面进行录入。

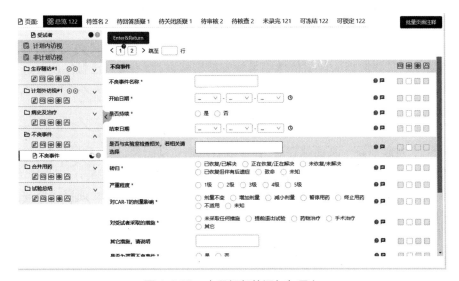

图 4-4-23　字段组行的添加与录入

录入完成后,点击"Enter&Return"按钮返回页面界面,然后点击"保存"按钮,即可完成字段组行的添加与录入,添加完成后可进行记录的删除与恢复。

十、数据逻辑核查与质量控制

研究者或其授权的临床研究协调员在录入与保存数据时,如果满足系统内置规则或逻辑核查触发条件后,则系统自动生成系统质疑提示,见图 4-4-24。

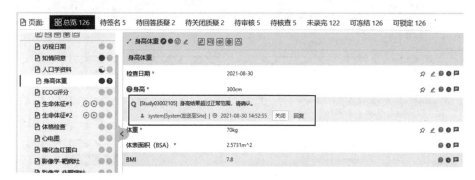

图 4-4-24　系统自动质疑触发

系统质疑大致分为以下 4 类。

(1)必填项保存为空,触发系统质疑。

(2)字段录入内容与字段格式不符,触发系统质疑。

(3)满足逻辑核查触发条件,触发逻辑核查质疑。

(4)访视日期超窗,触发系统质疑。

系统疑问触发后,如果录入人员将数据修改正确,系统会自动关闭已触发的质疑。若修改后的数据依然满足触发质疑规则,则不会对已触发质疑进行操作。

十一、质疑管理(发起质疑、答复质疑)

1. 发起质疑　页面保存后,在字段后点击质疑图标,选择质疑分类,输入质疑内容后点击图标✓,即可对字段发起人工疑问,见图 4-4-25。

疑问发起后,会在页面上显示质疑编号、发起者、质疑分类、质疑内容与发起疑问时间以及质疑操作按钮。

2. 答复质疑　研究人员登录系统可以对质疑进行回复,打开页面后,在疑问后点击"回复",录入内容后点击图标✓,即可完成质疑回复(若无法回复质疑,请先确认当前用户角色是否配置回复质疑权限),见图 4-4-26。

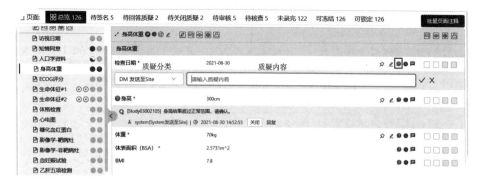

图 4-4-25　人工疑问发起

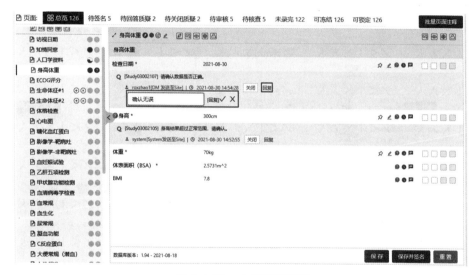

图 4-4-26　人工疑问答复

3. 重发质疑　质疑回复后,如未解决相关疑问,则质疑发起人员可以对质疑进行重发的操作,点击"重发",输入内容后点击图标✓,见图 4-4-27。质疑重发后,需要研究人员再次回复。

4. 关闭质疑　若质疑已得到回复/解决,则质疑发起人员可以进行质疑关闭操作。在疑问后点击"关闭",录入内容后点击图标✓,即可完成质疑关闭(若无法关闭质疑,请与项目经理确认当前用户角色是否配置质疑关闭权限),见图 4-4-28。

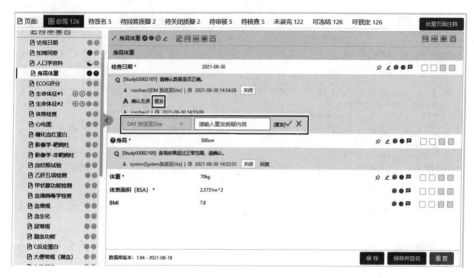

图 4-4-27   重发质疑

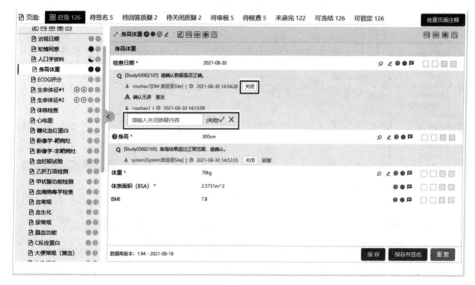

图 4-4-28   关闭质疑

质疑未回复内容时,也可以进行关闭操作。质疑被关闭后,则不会在页面上显示本条质疑,但字段名称前会出现蓝色质疑图标,见图 4-4-29,点击后即可查看字段下已关闭的质疑内容,见图 4-4-30。

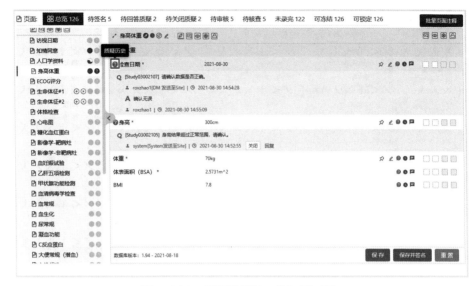

图 4-4-29　质疑关闭显示蓝色质疑图标

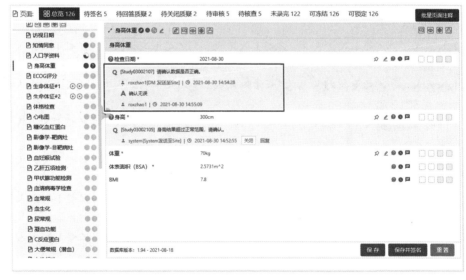

图 4-4-30　查看字段下已关闭的质疑内容

十二、操作轨迹

1. 查看操作轨迹　操作轨迹中包含对数据点的所有操作,包括操作者、操作类型、值、操作时间等内容。页面保存后,可在页面后点击操作轨迹图标,见图 4-4-31。

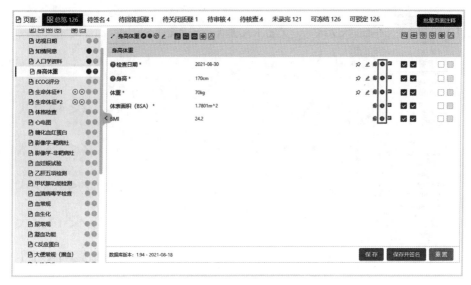

图 4-4-31　查看操作轨迹

左栏可以快速切换查看当前受试者，其他访视、页面、字段组、字段的操作痕迹，见图 4-4-32。

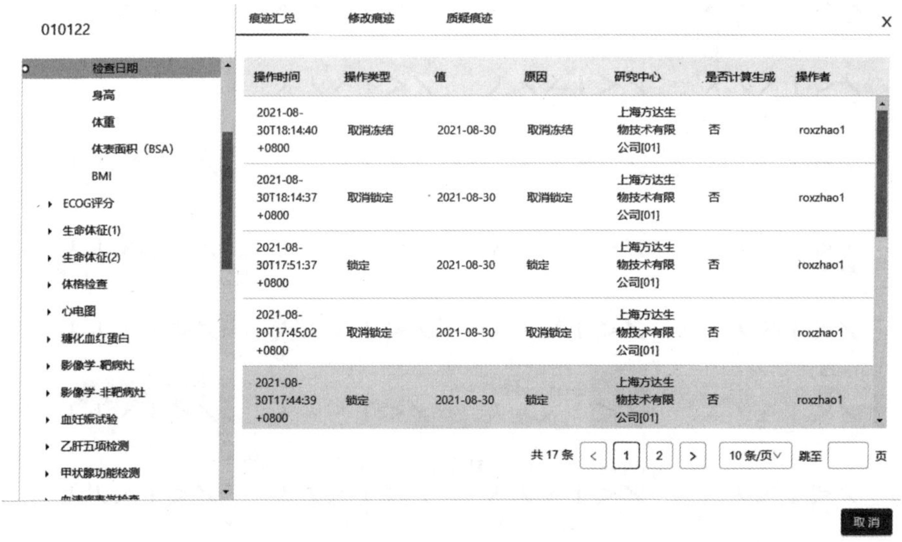

图 4-4-32　查看操作轨迹

用户也可以在"痕迹汇总"菜单查看项目下所有痕迹，见图 4-4-33。

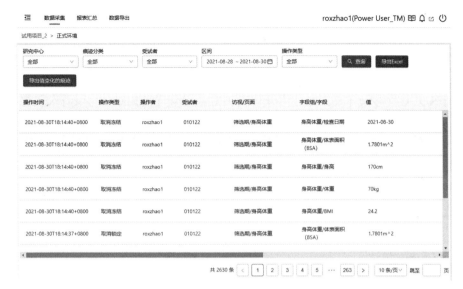

图 4-4-33 操作轨迹汇总列表

2. 导出操作轨迹 系统提供条件查询的功能,可以根据研究中心、受试者编号、痕迹时间范围等进行痕迹检索。点击"导出 Excel"按钮,可以导出稽查痕迹列表,点击"导出值变化的痕迹"按钮,可以导出所有与数据值变化相关的痕迹,如新增、录入、修改等痕迹。下载后,可以在右上角下载图标中下载导出的痕迹文件,见图 4-4-34。

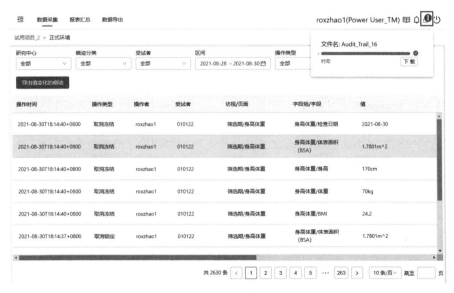

图 4-4-34 操作轨迹导出

十三、电子签名

1. 单一页面电子签名　PI 可以对页面进行签名操作。点击页面上方的签名图标,见图 4-4-35。

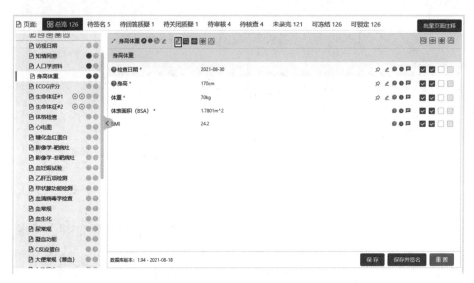

图 4-4-35　单一页面电子签名

在弹出框中输入用户名与密码后,点击"签名"按钮,即可完成对页面签名,见图 4-4-36。页面完成签名后,页面的签名图标变亮。

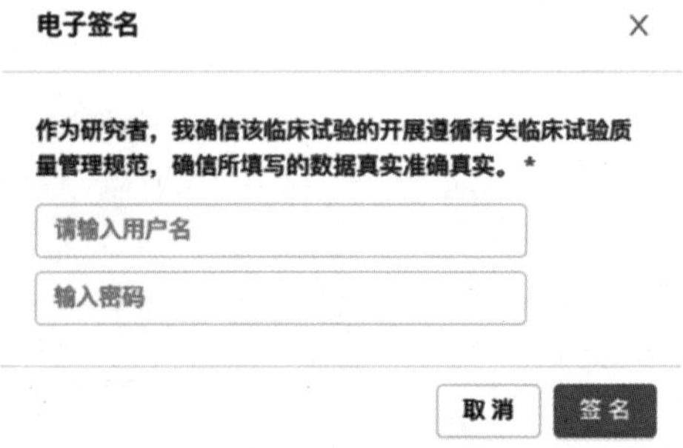

图 4-4-36　电子签名确认

2. 批量签名　点击访视名称下的签名图标,在弹出框中输入用户名与密码后,点击"签名"按钮,即可完成该访视下所有页面批量签名,见图 4-4-37,访视下所有可以进行签名的页面完成签名后,访视的签名图标变亮。

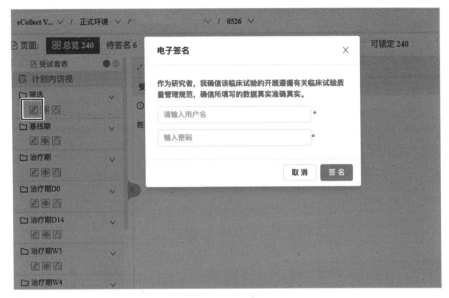

图 4-4-37　批量页面电子签名

点击受试者列表后的签名图标,在弹出框中输入用户名与密码后,点击"签名"按钮,即可完成该受试者所有访视下所有页面批量签名,见图 4-4-38,受试者下所有可以进行签名的页面完成签名后,受试者的签名图标变亮。

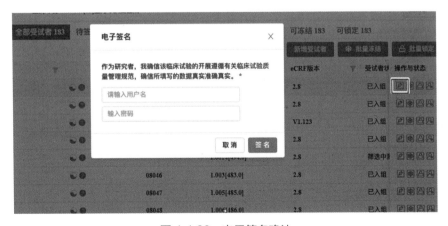

图 4-4-38　电子签名确认

十四、SDV

1. 单一表单 SDV　系统支持对受试者数据进行 SDV 操作。打开页面后,见图 4-4-39,选择要进行 SDV 的字段,可以点击勾选框上方的图标,将该字段组下的所有字段 SDV 选择框全部勾选。

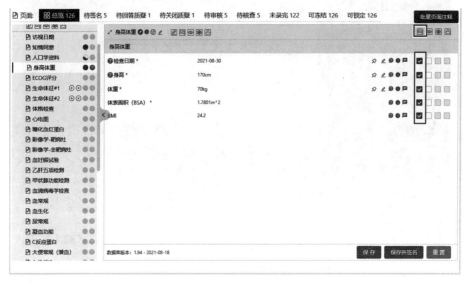

图 4-4-39 单一表单 SDV

点击"保存"按钮,即可完成字段核查,字段完成核查,项目人员进入页面后,字段后的核查选择框默认勾选,表单核查图标变亮,见图 4-4-40。

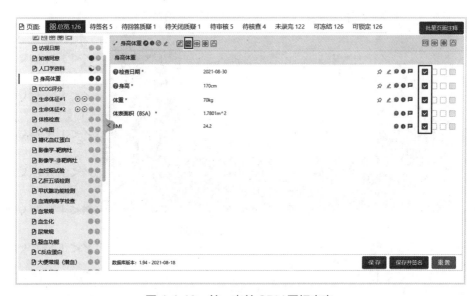

图 4-4-40 单一表单 SDV 图标变亮

2. 批量 SDV 系统支持批量对页面内所有字段进行 SDV。可以点击页面上方的 SDV 图标,在弹出框中点击"确定"按钮,即可完成对页面批量 SDV,见图 4-4-41。

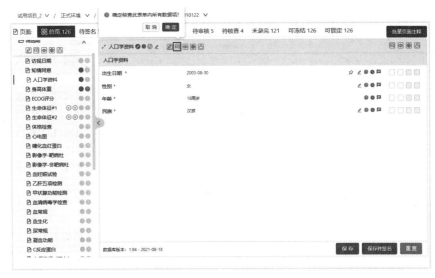

图 4-4-41 批量表单 SDV

点击访视名称下的 SDV 图标,在弹出框中点击"确定"按钮(图 4-4-42),即可完成访视下所有页面批量 SDV,访视下所有可以进行 SDV 的字段完成 SDV 后,访视的 SDV 图标变亮。

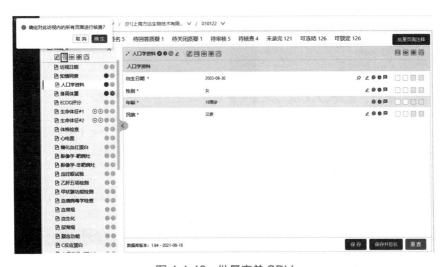

图 4-4-42 批量表单 SDV

　　点击受试者列表后的 SDV 图标,在弹出框中点击"确定"按钮,即可完成受试者所有访视下所有页面批量 SDV(图 4-4-43),受试者下所有可以进行 SDV 的字段完成 SDV 后,受试者的 SDV 图标变亮。

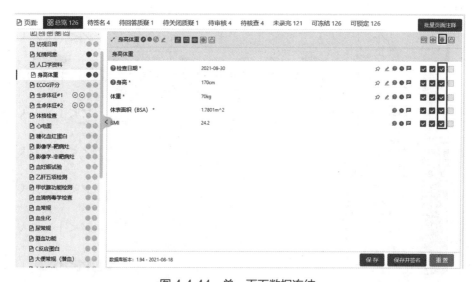

图 4-4-43　批量表单 SDV 图标变亮

十五、数据冻结

　　1. 单一页面数据冻结　系统支持对受试者数据进行冻结,冻结后,用户无法修改字段的值。打开页面后,选择要进行冻结的字段,可以点击勾选框上方的图标,将该字段组下的所有字段冻结选择框全部勾选,见图 4-4-44。

图 4-4-44　单一页面数据冻结

点击"保存"按钮,即可完成字段冻结,字段完成冻结,项目人员进入页面后,字段后的冻结选择框默认勾选,页面冻结图标变亮,见图4-4-45。

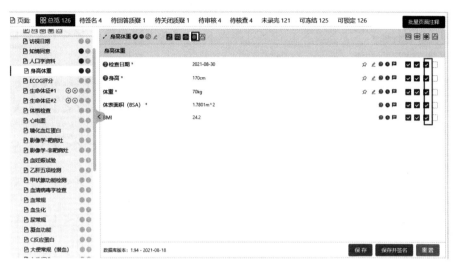

图4-4-45 单一页面数据冻结图标变亮

2. 批量数据冻结 系统支持批量对页面内所有字段进行冻结。可以点击页面上方的冻结图标,在弹出框中点击"确定"按钮,即可完成对页面批量冻结,见图4-4-46。页面下所有可以进行冻结的字段完成冻结后,页面的冻结图标变亮。

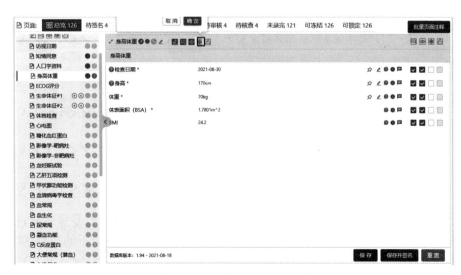

图4-4-46 批量页面数据冻结

点击访视名称下的冻结图标,在弹出框中点击"确定"按钮,即可完成访视下所有页面批量冻结,见图4-4-47,访视下所有可以进行冻结的字段完成冻结后,访视的冻结图标变亮。

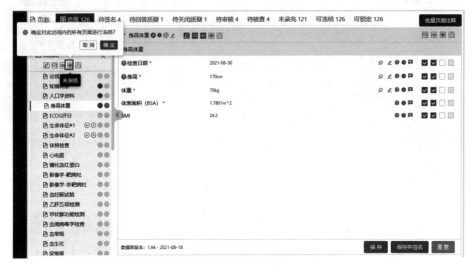

图 4-4-47 批量页面数据冻结

点击受试者列表后的冻结图标,在弹出框中点击"确定"按钮,即可完成受试者所有访视下所有页面批量冻结,受试者下所有可以进行冻结的字段完成冻结后,受试者的冻结图标变亮,见图4-4-48。

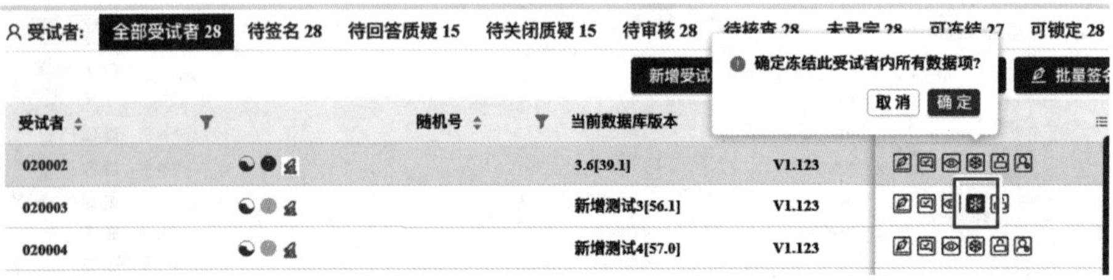

图 4-4-48 批量页面数据冻结图标变亮

十六、数据库审核

1. 单一页面数据审核 系统支持对数据进行审核操作。打开页面后,选择要进行审核的字段,可以点击勾选框上方的图标,将该字段组下的所有字段审核选择框全部勾选,见图4-4-49。

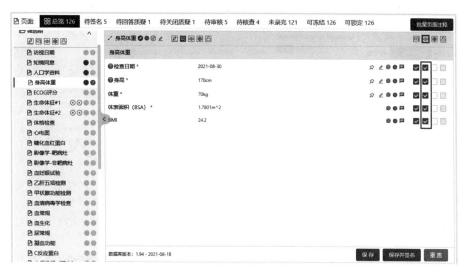

图 4-4-49　单一页面数据审核

　　点击"保存"按钮,即可完成字段审核,字段完成审核,项目人员进入页面后,字段后的审核选择框默认勾选,页面审核图标变亮,见图 4-4-50。

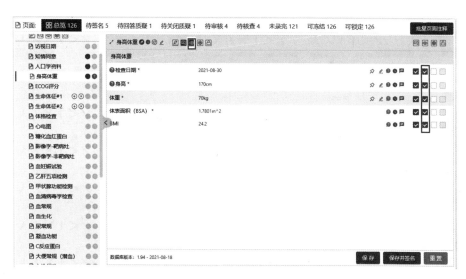

图 4-4-50　单一页面数据审核图标变亮

　　2. 批量数据审核　系统支持批量对页面内所有字段进行审核。可以点击页面上方的审核图标,在弹出框中点击"确定"按钮,即可完成对页面批量审核,见图 4-4-51。页面下所有可以进行审核的字段完成审核后,页面的审核图标变亮。

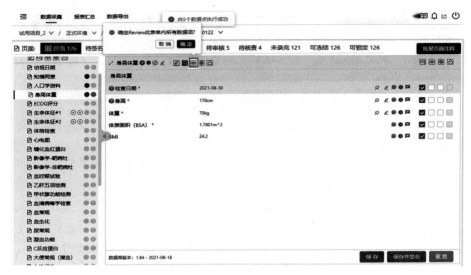

图 4-4-51　批量页面数据审核

　　点击访视名称下的审核图标,在弹出框中点击"确定"按钮,即可完成访视下所有页面批量审核,见图 4-4-52,访视下所有可以进行审核的字段完成审核后,访视的审核图标变亮。

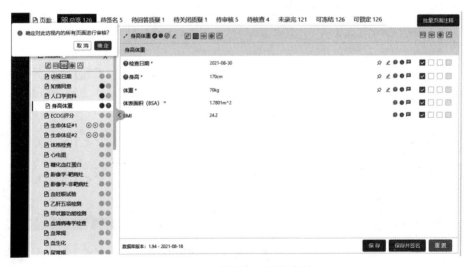

图 4-4-52　批量页面数据审核

　　点击受试者列表后的审核图标,在弹出框中点击"确定"按钮,即可完成受试者所有访视下所有页面批量审核,见图 4-4-53,受试者下所有可以进行审核的字段完成审核后,受试者的审核图标变亮。

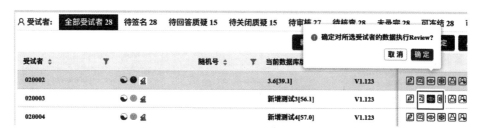

图 4-4-53　批量页面数据审核图标变亮

十七、锁定 / 解锁

1. 单一页面锁定　系统支持对受试者数据进行锁定操作。打开页面后，选择要进行锁定的字段，可以点击勾选框上方的图标，将该字段组下的所有字段锁定选择框全部勾选，见图 4-4-54。

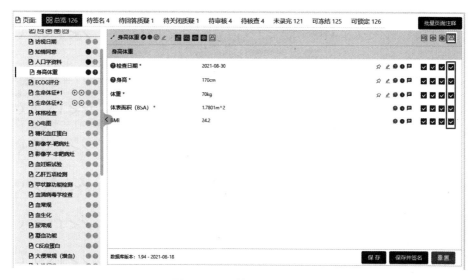

图 4-4-54　单一页面锁定

点击"保存"按钮，即可完成字段锁定，字段完成锁定，项目人员进入页面后，字段后的锁定选择框默认勾选，页面锁定图标变亮，见图 4-4-55。

2. 批量锁定　系统支持批量对页面内所有字段进行锁定。可以点击页面上方的锁定图标，在弹出框中点击"确定"按钮，即可完成对页面批量锁定，见图 4-4-56。页面下所有可以进行锁定的字段完成锁定后，页面的锁定图标变亮。

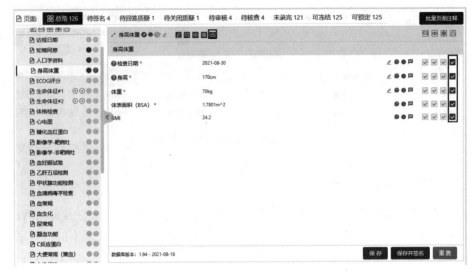

图 4-4-55　单一页面锁定图标变亮

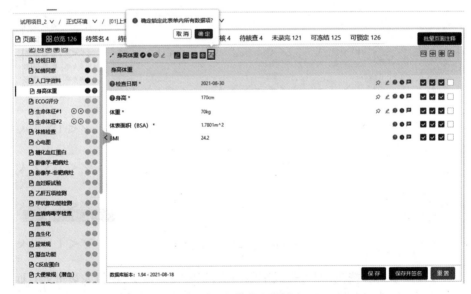

图 4-4-56　批量页面锁定

点击访视名称下的锁定图标,在弹出框中点击"确定"按钮,即可完成访视下所有页面批量锁定,见图 4-4-57,访视下所有可以进行锁定的字段完成锁定后,访视的锁定图标变亮。

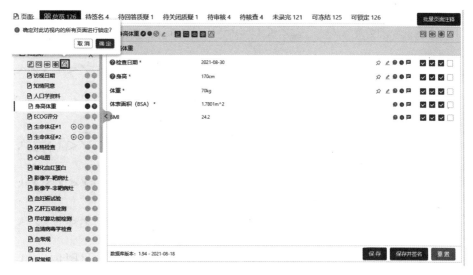

图 4-4-57　批量页面锁定

　　点击受试者列表后的锁定图标,在弹出框中点击"确定"按钮,即可完成受试者所有访视下所有页面批量锁定,见图 4-4-58,受试者下所有可以进行锁定的字段完成锁定后,受试者的锁定图标变亮。

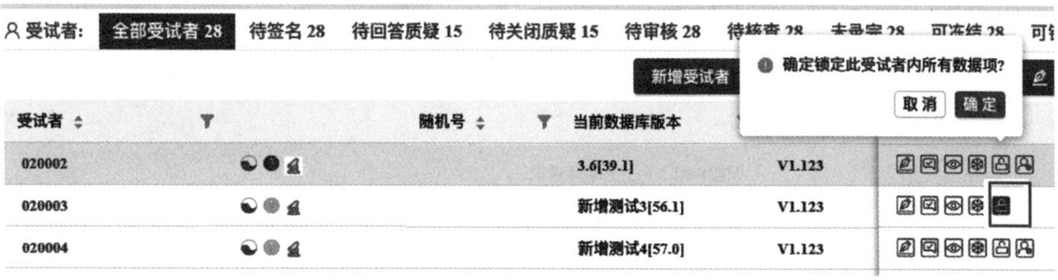

图 4-4-58　批量页面锁定图标变亮

　　3. 数据解锁　锁定完成后,再次点击锁定图标即可取消锁定。解锁操作需要根据相应的操作规程和流程进行,形成详细解锁记录并归档。

十八、数据导出

　　系统支持导出受试者数据为 Excel、SAS 或 PDF 格式,导出受试者数据时,可以根据用户权限设置对访视、页面、字段组、字段的访问权限自动做数据过滤。同时可以导出项目空白 eCRF 与带注释的 eCRF。
　　在数据导出 - 导出数据菜单,在对应栏目后点击"导出",见图 4-4-59。

名称	导出分类	描述	项目角色	启用状态	操作
eCRF数据库版本	导出Excel		不限制	启用	导出
发送安全性报告(PDF)痕迹	导出Excel		不限制	启用	导出
导出注释CRF	导出注释空白CRF		CRA	启用	导出
excel	导出Excel		CRA	启用	导出
导出Excel与质疑列表	导出Excel		Power User	启用	导出
导出SAS	导出SAS		Power User	启用	导出
导出受试者PDF文件	导出受试者数据		Power User	启用	导出
导出空白CRF	导出空白CRF		Power User	启用	导出

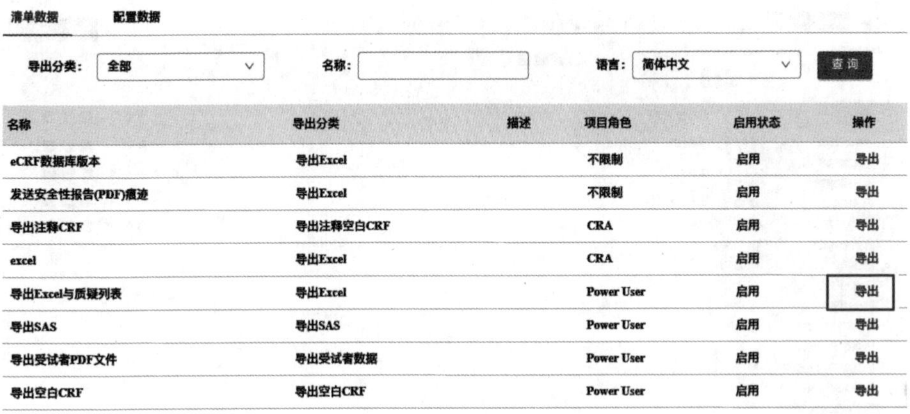

图 4-4-59 导出数据菜单

选择 eCRF 版本、数据范围后点击导出按钮，即可导出数据，见图 4-4-60。

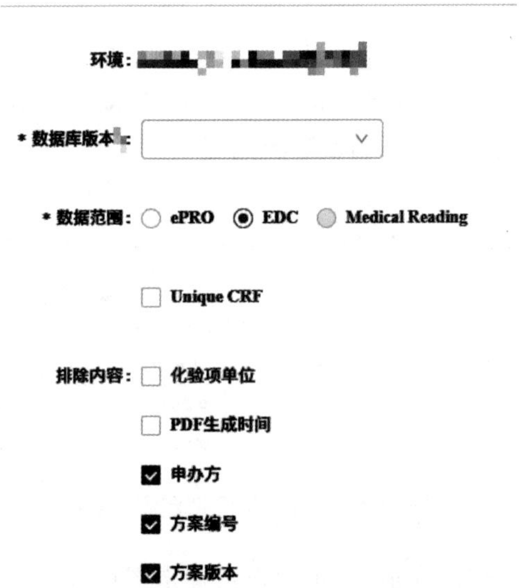

图 4-4-60 数据导出确认

十九、变更控制

若数据库需要进行修改，则可以由建库人员根据需求完成数据库修改，修改完成后由测试人员验证是否修改正确。若验证通过，则发布新的数据库版本，并进行数据库迁移，见图 4-4-61。

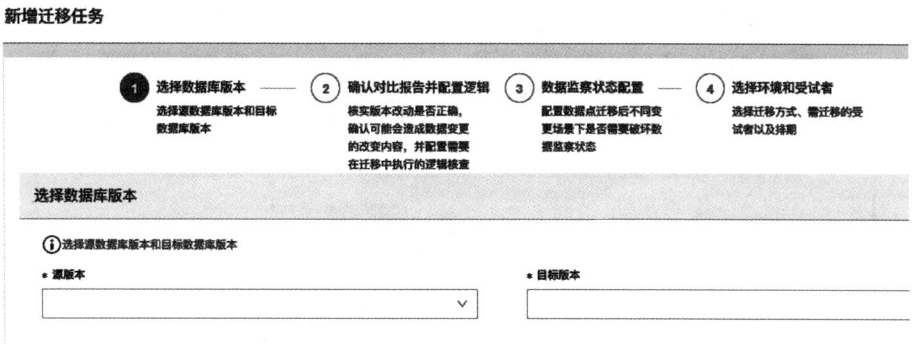

新增迁移任务

图 4-4-61 数据库迁移确认

在正式迁移之前,可以新建迁移环境进行模拟迁移,见图 4-4-62。

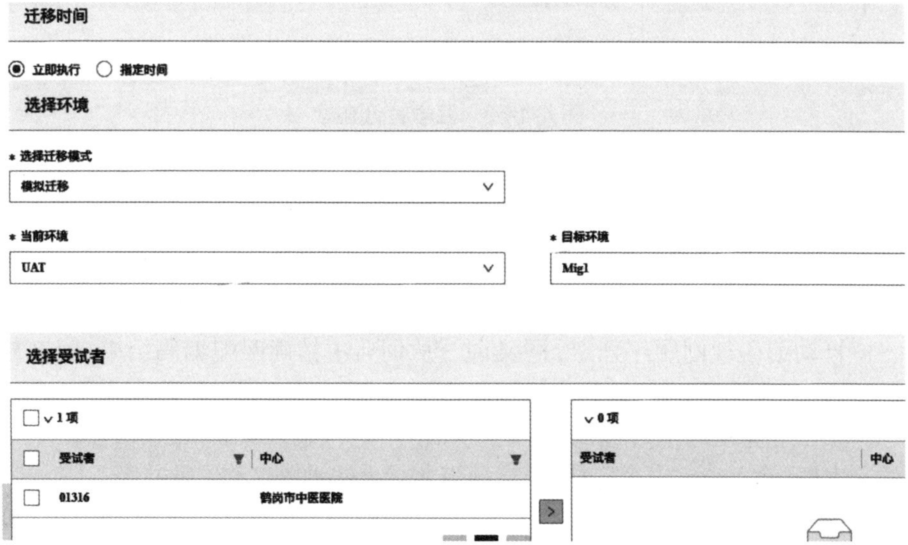

图 4-4-62 数据库模拟迁移

模拟迁移完成后,在迁移环境中验证迁移是否正确执行,如果验证完成,则可以进行正式迁移。迁移完成后,需要导出迁移报告进行备份。

二十、医学编码

用户可通过 EDC 系统和 Coder 系统完成医学编码的需求,图 4-4-63 表述了医学编码操作中各模块间的大致流程和对应权限的角色。

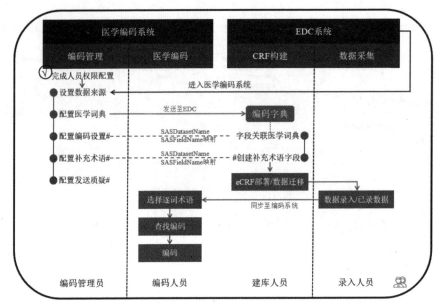

图 4-4-63　医学编码流程

1. 编码操作　在已关联医学词典的表单中录入术语,会传到编码模块,可进行编码,如 AE 中不良事件的名称关联词典后,录入对应数据即可。其中,系统内置自动编码规则,如录入的术语符合规则,则会自动编码,否则为待编码状态。

自动编码规则顺序判定:同义词→从词典中精确匹配编码结果(LLT 与 PT code 一致且唯一)→既往人工编码结果。

点击对应逐词术语(系统内蓝色名称)可进入编码页面,在查询按钮左侧的文本框,输入查询内容后(默认自动带入录入的术语名称),通过点击【查询】按钮查询结果。最后,点击右下角【全部编码并进入下一个】【全部编码】和【编码】中的一个按钮,完成编码,见图 4-4-64。

三个按钮对应的编码效果如下。

(1)全部编码并进入下一个:将选择的编码结果赋予此逐词术语组下所有的术语,并自动跳转至下一个待编码的逐词术语组。

(2)全部编码:将选择的编码结果赋予此逐词术语组下所有的术语。

(3)编码:仅将选择的编码结果赋予当前选择的任务。

2. 升级编码　当需要针对词典版本进行升级时,可由配置人员进行版本升级,随后由编码人员完成编码升级操作。编码人员可点击升级按钮,跳转到批量升级页面,见图 4-4-65。可在此页面查看旧版本及新版本中对应编码结果,由编码人员进行批量勾选升级。

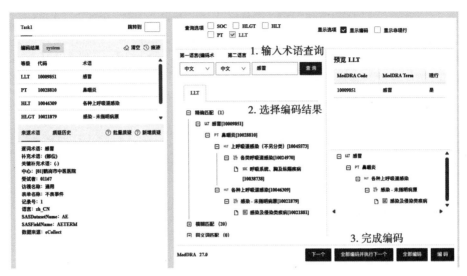

图 4-4-64　医学编码页面

任务	编码等待时间	字典类型	版本	语言	编码状态	质控状态
2	2474	MedDRA	27.0	en_US	● 待编码	❓
2	2474	MedDRA	27.0	en_US	● 待编码	❓
2	2474	MedDRA	27.0	en_US	● 待编码	❓

图 4-4-65　医学编码词典版本升级

第五章
临床试验数据管理常见问题分享

1. 数据管理团队成员的培训需要从哪些方面入手，应该怎样安排？如何验收团队成员的培训结果？

答：数据管理团队需要直接接触用于递交的研究数据，对数据质量进行把关，因此人员培训直接关系到交付质量。而 GCP 中并未严格规定数据管理团队人员的具体资质要求，各申办者或 CRO 应按实际情况掌握人员培训流程和内容。对数据管理团队成员而言，培训宜从以下几个角度进行。

（1）基本工作流程：由于国内临床试验业务依然比较前沿，多数高校应届毕业生对临床试验流程、法规、操作规范不了解，因此数据部门应先进行相应的行业知识培训和考核，如定期的 GCP 知识考核。申办者之间职能分配不同，为提高效率，团队各职能负责人与标准工作流程可成文并存档，以便新人随时查阅和学习。

（2）基础工具 / 系统培训：目前，业界主流系统的培训内容已在内部打通并与账号绑定。因此在登录账号保持不变的情况下，用户通常无须重复进行系统操作方面的培训。对于小众或自开发系统，用户需在正式进入生产环境前，对页面和业务流程进行学习培训，考试合格才可赋予访问权限。

（3）导师制：对于规模较大的数据管理团队，可对新成员施行试用期内"导师制度"——由经验丰富的"导师"对学员，进行一对一甚至二对一辅导。参与导师项目的新老成员定期（以隔周为宜）举办沟通会进行答疑解惑。在此期间，学员不仅可以对业务中的难题有针对性地击破，也可以借助培训机会进行跨部门沟通，有助于建立完善的知识框架。导师还可以准备一些项目中的数据清理任务如质疑管理，交由学员试答（不进入生产环境实际操作），再由导师进行审阅评判。学员完成培训项目前，导师对各学员进行量化评分，用于后续有针对性地查漏补缺。最后，导师帮助各合格学员申请系统生产环境访问权限。

【拓展】导师可从自己参与的项目中抽取一些简单的工作任务交由学员负责,例如用于数据清理的数据列表,学员对每条异常记录进行判断并写下应对措施,导师审阅并计算正确率。通常培训会持续三个月,以保证新学员能够进入生产环境操作。以下是一份学员评估表示例(由导师填写)。

任务名称	是否合格	如未合格,采取的措施	该学员优势	练习总量	正确率
1. 质疑管理	N	重新强化质疑回复和关闭的条件	质疑处理非常迅速,效率高	316	78%
2. SAE 比对	Y		对 SAE 上报流程和 PV 反馈理解透彻	158	98%
3. 实验室比对	Y		对外部数据导入和供应商管理熟练掌握	117	94%

(4)方案培训:研究方案、数据管理计划(data management plan,DMP)和CRF 填写指南是项目新成员项目学习的重要参考,所以研究团队撰写时应详细阐述。例如对于着重关注安全性评估的创新药临床研究而言,不良事件和受试者安全评估相关指标数据需要在研究方案和 CRF 填写指南中作尽可能细致的规定,明确各类可能发生的意外情况,以免学员实际操作中产生分歧。对新加入研究的数据管理员,项目负责人需委派该研究的首席数据经理对新成员进行答疑和考核。

(5)考核的形式:考核的形式比较灵活,通常以答辩会的形式展开。学员应首先自学方案原文和 CRF 填写指南并分别按章节准备幻灯片。为节约时间,答辩会开始时由首席数据经理现场指定章节,学员对单章节方案要点进行讲解。后由各评委进行提问。最后,根据学员的综合表现,评委表决同意该学员进入项目并承担任务。

(6)任务流程培训:初级数据管理员加入研究后,需要被分配多种数据清理任务。首席数据经理应在项目计划阶段的数据清理任务设计时,绘制出各数据清理任务的流程图,以便后续加入新成员参考。

2. 在 eCRF 设计中,横向日志表单与纵向日志表单的设计有什么特点,应用时有哪些考量因素?

答:在纸质时代,为保证数据采集的灵活性和减轻研究者负担,很多数据是按一定频率由数据录入员统一录入的。数据清理完成后的统一签字被视作表单的"完成"。当前对数据实时性要求越来越高,而 eCRF 日志表单仍可大致分为两种:横向日志表单与纵向日志表单。

横向日志表单是一种将临床试验产生的数据按表单抬头进行记录的表单格式,通常用于记录如不良事件(AE)、合并用药、病史(medical history,MH)等这类访视活动弱相关的数据。一张横向日志表单上,可以存在多条事件记录。

纵向日志表单,即独立的日志表单。数据管理团队设计一张表单,将所有可能需要收集的数据字段全部列出(不适用则留空)——部分 EDC 中甚至支持动态条件,根据上方填报情况动态触发而增减下方字段布局。

两种填写模式各有优劣,应视事件审阅目的而定。利用横向日志表单进行记录,优点是所有数据简明扼要,可以使读者对高度格式化同类信息记录的数量、基础信息一览无余。缺点是布局设计不够灵活,且所有数据记录完毕才可签字视作"完成",对于一些必要的额外信息只得另附表单进行补充说明。纵向(独立)日志表单则可以很好解决这个问题,甚至可以在独立日志表中嵌入横向日志表单,用以记录同一事件的不同状态。然而这样的管理成本较高,需要投入更多精力进行数据核对。对单个事件前后状态和补充信息进行重点关注,推荐使用独立日志表,例如抗肿瘤研究 AE 的分级变化数据。仅采集事件基础信息,推荐使用横向日志表单,例如 CM 基础信息的采集。

> 【拓展】大厦前台的访客登记表通常为横向日志表,各访客事件上下相对独立、格式高度统一。大堂经理根据当天填写页数,即可迅速估算当天拜访人数。特殊情况下需采用纵向(独立)申请表,新访客每次到访均填写一张以个人为单位的独立的登记母表,访客的附加申请材料则可附在母表后。甚至可以在母表上设计几行横向日志,访客后续每次到访,只需简要填写该次到访时间和事由即可。这样一来,大堂经理可以对单个拜访者前后状态进行专人审阅。

3. 电子病例报告表(eCRF)的设计应注意哪些要点?

答:病例报告表(CRF)是由数据管理团队设计,交由研究中心人员进行填写的去标识化的临床数据载体文件,并最终向申办者报告。病例报告表的设计需要严格依照方案规定采集必要数据,不漏项、不冗余。采集的数据必须明确格式、标准、时效等属性,尽可能保证所有受试者的数据格式可合并分析。申办者应做好版本管理和访问权限管理,任何接触 CRF 的相关人员均须通过培训上岗。

临床研究进入电子时代,CRF 升级成为 eCRF,从而管理变得轻松便捷。

eCRF 的结构层级主要分为受试者层、文件夹（主题）层、表单层、字段层等。其中部分 EDC 系统允许将多个字段整合为一行日志行（log line），可将 eCRF 的层级进一步丰富。

每个需要收集数据的占位符称为"字段（field）"。在 eCRF 设计层面，字段通常由两个部分组成：问题与回答。现将 eCRF 问题与回答设计需注意的若干要点列举如下。

（1）问题和答案的描述要避免存在歧义：相较于单一地区开展研究，国际多中心研究对语言有额外要求。eCRF 中的描述应明确、清晰，翻译完成并呈现给研究中心人员的终稿定稿前需要第三方具有资质的翻译机构进行多次审核，确保转换语种时不会产生歧义，如避免二次否定形式、避免被动语态、避免诱导性语句、避免一个问题中出现多个疑问。问题与答案都要简短、清晰。

（2）明确输入数据的类型：数据类型按用户输入数据的自由度从大到小排序分别为自由长文本型、可编码短文本型、数值型、日期型、归类型。eCRF 上的问题在方案允许情况下尽可能降低数据录入自由度，是非常有效的数据质量控制手段。

1）自由长文本型：主要用于研究者对自由度较低的标准回应的一种补充说明。通常会设计在不良事件页面，用于阐述不良事件的复杂情况。这类数据类型要尽可能避免，否则会极大增加后期工作量。

2）可编码短文本：主要用于术语的标准化分类（参考问题 8）。这是对用户输入的自由文本进行标准化控制的有效手段，如 AE 诊断名、合并用药商品名等。但这种数据需要与国际统一的医学词典词条匹配且定时更新。

3）数值型：数值型数据需要明确有效数字位数，或保留小数点后几位。如需要单位，则在数值输入框后标明适配单位，或由用户自行选择惯用单位，后台统一换算。

4）日期型：需按统一格式而非本地日期记录习惯录入。如国际通用日期格式 YYYY-MM-DD，如 2019-10-03。

5）归类型：是指通过预定义的选项作为问题的回复形式。这是自由度最低，也是最常用的答案格式。用户只需简单勾选"是"或"否"来完成回复，或通过多选等形式完成数据填报。在这种情况下，所有回答的选项在系统后台需要做映射代码，以缩减数据库体积或满足多语种切换需求。例如，将性别选项中的"男性"在后台定义为"M"或"1"。归类型问题设计分为封闭型归类和开放型归类。开放型归类是指在设计选项中添加一项"其他（需说明）"并附带自由文本框，用户可以将预定义选项未涉及的情况手动敲入说明性文字。

(3)避免问题间存在语义重叠或逻辑关系。设计 eCRF 时,每个问题意义应该相互独立,语义重叠或包含逻辑关系的问题容易使上下回答产生矛盾,继而无法推断受试者真实情况。例如,人口学信息中的受试者出生年月数据收集好后,理论上不应再要求手动填写年龄数据。对 EDC 系统而言,可以设置计算公式进行派生。

(4)页面版式布局需合理易辨认。如今 eCRF 的设计已尽可能简洁,字段大多为纵向排布,不存在版式问题。但个别系统 eCRF 或纸质 CRF 设计存在横向排布,因此需要考虑版式问题。例如问题与回答要尽可能接近,避免填写者阅读错行。相关主题的数据收集尽量集中在同一页面,以便研究者填写。

4. 什么是临床试验数据管理计划? 数据管理计划的目的和流程是什么么? 通常包含哪些内容?

答:数据管理计划是临床数据管理过程中的重要工作文件。它是在临床研究正式开始前,由数据管理经理撰写,对本研究数据的采集、清洗、分析、锁定等一系列数据管理流程进行详细定义和阐述的文档,继而确保研究者采集的数据准确、有效、完整、可交付。

DMP 是临床研究方案定稿后用于定义数据管理部分职责内容的必不可少的文件,以保证数据管理过程中所有参与人员的职责明确、方法合规、成果有效、结果一致,也用于促进临床试验业务跨部门沟通的参考性指南。DMP 的最终目的是保证研究者采集的数据标准一致、数据点之间合乎逻辑,让数据能够完整复现研究中心的真实状况。

研究方案会描述研究的研究终点、研究访视设计、入排标准、评价标准、统计分析方法等执行细节,而数据经理的任务是要把这些细节"翻译"为数据管理团队的任务列表和执行依据。数据经理不仅要参考研究方案、合同,还要参考行业通用规范(如 GCP、数据标准等)来准备 DMP 初稿。初稿经建库员、统计人员、项目经理、医学经理、质控经理、供应商管理员等核心团队成员依次审阅并签字,形成成稿。DMP 的最终成稿中需包括访视安排、工作范围、工作周期、分工及权限管理、CRF 设计细则、数据库设计细则、数据采集方式(软件和硬件)、数据质量控制计划和质控标准、SAE 事件管理细则、医学审阅细则、外部数据管理细则、医学编码数据管理、报表设计细则、数据流、数据库锁定细则、数据归档等内容。

【拓展】研究方案、DMP、监查计划、统计分析计划等文件并没有严格的先后完成顺序。DMP 的撰写通常在研究方案定稿前启动,而在研究方案定稿过程中补充细节。DMP 的撰写流程和时间表和各申办者/CRO 内部的标准操作流程(SOP)紧密相关,各文档初稿内容也经常需要交叉同步。例如,一些合作模式成熟的团队会利用非常精确的时间表来安排研究方案、DMP、监查计划等一系列文档的拆分进度。他们将DMP根据治疗领域甚至适应证高度模板化、模块化,数据经理从标准模板中按需摘取章节完成撰写,以缩短撰写工时。

5. 什么是外部数据,外部数据常见种类有哪些?

答:外部数据(external data)广义指所有包含在研究目的范畴内,而在研究中心以外产生的数据。近年来由于去中心化临床试验的推行,加之众多创新检测技术的纳入,外部数据在总临床数据量中占比迅速上升。有研究显示外部数据已达临床研究数据的70%。

常见的外部数据种类包括中心实验室检测数据、外部仪器/传感器检测数据、研究药物物流记录、临床结局评估(clinical outcome assessment,COA)与受试者电子日志数据、生物标志物/生物样本检测数据、独立审评委员会审评报告数据、药物代谢数据如药物代谢动力学(pharmacokinetics,PK)、免疫原性评价(anti-drug antibody,ADA)等。

6. 为什么要利用外部手段采集数据? 外部数据的特点是什么?

答:外部数据对临床研究意义重大。首先,外部数据的纳入适用于形式相同而高重复性的部分研究流程,如受试者需定期完成的血液常规检查、每日活动传感器数据和心电图检测。这些检测交由第三方检测机构来完成,一是检测标准一致,不会因为不同检测地点的仪器规格品牌状态而产生检测结果偏倚;二是流程规范高效,可节省大量人力成本。外部数据通常具有以下特点。

(1)数据采集和整理通常由第三方服务商提供。临床研究行业存在大量第三方数据采集和处理服务商,最常见的为中心实验室检测和药物代谢检测采集服务第三方服务商会利用统一的采集流程对受试者样本进行检测,检测仪器内部统一校准,定期交付检测结果。

(2)数据量大、格式标准统一。临床研究的主要终点通常是研究药物的安全性和有效性指标,而这两项数据可分别基于患者生物样本的中心实验室和药物代谢检测获取。受试者的生物样本采集通常在方案设计初期便详细规定采集时间、检测项目,因此这类检测事件同质化很高。这样批量处理的设计非常适合第三方外部数据采集。承接大规模临床试验的实验室服务商具有大批量处理生化样本的能力。

(3)数据按固定频率传输。第三方数据服务商会提供数据管理服务。申办者需按方案设计对数据传输格式进行定义,形成《外部数据传输规范》

（Data/File Transfer Specification，FTS），并附在服务合同中。第三方服务商在传输时间点之间完成数据采集和清理，按合同规定的数据传输频率向研究团队定义的数据库中批量传输。

（4）需与 eCRF 既有数据呈现——对应关系。对定期采集的外部数据而言，申办者提供的 FTS 中需确保外部数据采集事件与 eCRF 中的现场采集事件形成——对应关系，便于后期两者数据的汇总分析。例如 eCRF 中记录受试者编号、采集日期、采集访视名称、样本类型，而第三方则需要将采集完成的检测数据根据上述参数进行映射，确保每条外部数据都能够绑定真实采集事件。

【拓展】采用外部数据时，应特别关注中心实验室的资质、检测能力、检测结果可溯源性、检测结果报告时限、样本运输及保存条件，以及其他所适用的卫生健康、药政管理要求。

7. 临床试验中研究人员应确保所有试验相关的情况及时、准确、完整填写进病例报告表中。填写过程中应注意哪些方面？

答：在欧美地区，部分临床研究已实现完全无纸化甚至系统数据流打通，使得数据从产生到 EDC 系统的存档不再存在人工转录或延时。而在全球绝大多数地区，临床试验的数据仍会产生纸质文件，需要研究者 /CRC 转录入 CRF 中，并由 CRA 进行定期现场拜访和查阅。对研究者 /CRC 而言，数据的原始记录应保证以下几点内容。

（1）按事件发生的真实时间及时记录，签字确认。

（2）手写字迹应工整，易于辨认，以备核查。

（3）CRF 上的任何数据必须有源可溯，必须有支持的记录和签字确认信息，必须保持一致。

（4）纸质文件通常要求用黑色签字笔书写。为避免原始数据保存不当丢失，可采用复写纸或无碳复写进行存档，是一种有效的安全防范措施。去标识化的原始数据记录可多处存放保管。

（5）填写时为避免后续未授权填写，原始记录或 CRF 中原则上不得留空。对于因意外情况未能采集的数据，也应声明该数据处"不适用""未采集""未知"等情况。

（6）所有实验室结果均须标明结果值、单位、参考范围。

（7）记录者须在纸质记录上签字并注明日期。

（8）原则上原始记录一旦产生不得修改。如原始记录需要更改，应在不遮挡原始记录内容前提下，圈出错误记录，在旁备注更改后数据，写明数据更改原因，签字并注明日期。

8. 什么是临床试验数据医学编码,为什么要对数据进行编码,医学编码的流程是什么?

答:医学编码是依照国际标准医学术语集的规定,以数字或字符替代医学术语的过程。利用严格的树状结构层级对医学概念进行归纳和分类,将医学概念赋予一串固定阿拉伯数字代码,目的是将这些复杂交叉的医学概念标准化结构化,用于后期判断、分析统计等用途。

在临床研究过程中产生的数据绝大多数都需要遵循一定填写标准,如日期必须填写为 YYYY-MM-DD,实验室检查值小数点后须保留 2 位有效数字等。这样能够最大程度确保不同语言不同文化背景的用户对数据需求的理解保持一致。但也有一些特殊情况必须使用自由文本格式。这些数据通常都是由用户自由输入的文本,包含单词、语句、标点符号等。因为每个人书写习惯不同,同一个医学概念的呈现形式可能相去甚远。医学编码的必要性在于编码员根据专业机构维护的标准词典,对系统中的自由文本进行归类和匹配。这种文字类数据必不可少,它容许用户对数据的意义进行自定义阐述,通常包含非常重要的临床意义。如果不进行编码操作,这种数据类型在后期处理时会给数据管理带来极大不便:一是用户行文习惯不同或语言不通,理解会有偏差;二是这类数据不经提炼很难进行统一标准下的横/纵向对比,进而成为孤立数据。这对临床试验数据价值的挖掘非常不利。医学编码则为此而生。

【拓展】对于国际多中心临床研究,语言影响可使研究者对方案的理解产生偏差,从而导致偏倚。所以编码化的文本数据不仅可以保留用户自定义术语的自由度,也能保证其医学概念的判断在研究层面互相统一。如用户自行填写的逐字术语(verbatim)中与"头痛"相关的概念有"头疼(head pain)""头痛(headache)""偏头痛(migraine headache)""搏动性头痛(pulsating headache)"。而这些概念的上级术语,可以统一为"头痛(headache NOS)"。

临床试验中的医学编码通常借助两套定期更新的专业医学术语词典:MedDRA 和 WHODD。在纸质时代,针对研究者手写的逐字术语数据如AE 诊断名称、合并用药(药品名/商品名)、病史,研究团队需要借助专业的医学编码员对这些手写概念进行检索,再把检索结果中代表这些概念的代码誊写在文本右侧的框内。电子时代效率飞升,自由文本实现了自动文本匹配识别甚至人工智能,识别效率倍增,但医学编码员依然需要对编码结果进行审核,必要时出具质疑与研究者沟通。

在个别申办者或 CRO 中,医学编码管理可作为数据质量控制的一部分来进行,流程与常规的数据清理大体一致。例如,医学编码员对 EDC 系统上的数据进行审阅,对于未能有效匹配的词条,手动更正为正确代码。如遇到数据语焉不详而未能匹配的术语,且编码员也不能确定编码时,编码员则会向研究者发出质疑,用于进一步确认。

9. 临床试验现场核查对 EDC 系统和 eSource 之间的主要关注点有哪些?

答:临床试验现场核查对 EDC 系统和 eSource 之间的主要关注点有 3 个层面。

(1)录入的数据是否有 eSource(如病历、检验 / 检查报告单等)作为支撑。如个别项目可能出现 eSource 未记录的数据,CRC 将经询问或未询问研究者得到的口头数据直接录入 EDC 系统,导致该数据无源;也常出现在项目发生复杂情况时,申办者与研究者经沟通达成一致意见,CRC 录入结果时出现偏差,如当项目暂停而将符合入排条件但暂停入组的受试者标记为筛败,而 eSource 中未记录该受试者筛败及筛败原因等。在试验开展过程中,CRC 需与研究者充分沟通,研究者需及时将必要的数据记录在 eSource 中,CRC 在确定 eSource 中已经存在该数据后,再进行 EDC 系统录入。

(2)EDC 系统录入时间的与 eSource 产生的时间逻辑是否合理。EDC 系统录入操作需要在 eSource 产生之后。时间逻辑不合理的情况可能出现在 eSource 产生和记录之间存在时间差时。如研究者判定受试者某次淋巴细胞计数结果异常有临床意义,初步评估与超敏反应相关但还未记录于病历中,CRC 已在 EDC 系统中录入异常有临床意义,备注与超敏反应相关;也可能出现在 EDC 系统录入与初始源数据不一致,源数据进行修改时。这些情况均需研究者和 CRC 提高 GCP 意识,研究者及时记录试验数据,EDC 系统录入要与源数据一致,若有疑问可在疑问解决之后再录入;修改源数据时,需进行必要的沟通,确认时间逻辑,并注明充分理由,慎重落笔;数据修改完成后,CRC 再进行更新后的数据录入。

(3)录入的数据与 eSource 是否具有一致性。EDC 系统中记录的数据需与 eSource 一致,出现不一致的情况最常见的原因为录入错误。如看错则录错,可通过加强监查和质控减少该错误发生,更有效的手段是部署 EHR to EDC 系统,实现 HIS 系统与 EDC 系统的数据传输,减少检验 / 检查报告这部分人工录入所导致的数据错误。此外,EDC 系统配置不合理,也常常是导致数据不一致的原因,如 eSource 中准确记录了受试者药物实际服用量和丢失量,而 EDC 系统仅设置了发放量和回收量,服用量则自动换算等于发放量减去回收量,产生了该服用量与原始记录中受试者实际服用量不一致的情况。因此 EDC

系统的配置需根据试验实施情况准确配置,EDC 系统使用人员在使用过程中发现问题也应及时反馈系统维护人员,必要时修正配置以保证数据准确、一致。

10. 除符合上述临床试验现场核查对 EDC 系统和 eSource 之间的主要关注点之外,研究人员在临床试验过程中进行 EDC 系统操作时需要遵循哪些原则?

答:参与临床试验的研究人员应当具备相应的资质,并且接受过培训和主要研究者的授权。对于临床试验中的数据管理操作,如 CRC 操作 EDC 系统录入和质疑的处理、解答同样需要接受培训和授权。具体来说,CRC 需要接受相应的培训,并有相应的培训记录。同时,在项目授权表上也需要有该项操作的授权记录,以确认 CRC 具备执行相应操作的资质。如在 EDC 系统中,数据操作轨迹包括数据录入和修改数据的时间、人员和内容等,CRC 在接受培训或授权之前就开始操作 EDC 系统,通过追溯操作轨迹检查录入不规范行为。另外,还需遵循保密原则。

(1)访问控制:EDC 系统可以通过账号和密码、多因素身份验证等方式登录。CRC 应当避免操作他人账号,每个人都应该使用自己独立的账号进行工作,这样可以保证操作的责任明确,减少错误的发生,降低受试者医疗数据泄露风险。

(2)角色权限管理:不同角色(如 CRC、CRA、DM 等)在 EDC 系统中应具有不同的操作和访问权限,即仅能访问和操作他们所需的数据和功能。这可以帮助限制对敏感数据的访问,并防止未授权的操作。

(3)审计日志:EDC 系统应记录所有的操作日志,以便追踪和审计系统的使用情况。这样可以发现任何异常操作,并进行相应的调查和处理。

(4)员工培训:临床试验团队成员需要接受有关保密和数据安全的培训,了解数据保密的重要性,掌握正确使用 EDC 系统的操作方法,并遵循相关规定和流程。

11. 数据核查过程中,实验室检查指标异常如被判定为"具有临床意义",通常需要研究者上报为不良事件。但实际情况中会有研究者把某些异常认定为"不满足不良事件标准"而不予上报,从而产生核查风险。不良事件上报有无具体标准? 这样的情况如何处理?

答:GCP 规定研究者应承担所有与临床试验相关的医学决策。与试验相关的不良事件、有临床意义的实验室结果异常,研究者应立即记录并采取补救措施。如果研究者未上报相应不良事件,DM 就需要立即发出质疑,提醒研究者填报相关事件。

然而实际研究中依然存在各种特殊情况,而研究者对这些情况保留最终解释权。研究团队为保持数据填报标准的一致,应在病例报告表的填写指南中详细规定实验室检查异常导致的不良事件的判断标准。该标准通常由申办者医学负责人撰写,由 DM 细化为多种数据条件,再交由后续的核查程序或核查工具进行识别。该过程的最终目的,是保证研究层面各研究者对不良事件判定标准的统一,协助研究者对不良事件分析而形成最终诊断,以及利用提示或质疑机制避免不良事件漏报。

在这个过程中,为应对核查要求,研究中心人员应确保所有原始数据记录和病历记录真实完整,CRF 数据录入准确。对基于电子化系统的研究而言,灵活的在线核查工具或离线代码系统可以实现更及时的、大批量的数据核查工作。甚至个别研究已实现了外部实验室数据直采,研究者可借此获取及时预警,进而完成不良事件的及时录入。

例如,当谷丙转氨酶(GPT)检查值超出正常范围偏高时,核查程序需与基线检测值进行比较,超出特定百分比时触发系统质疑。也可通过监测异常值连续出现的时间跨度,提示受试者已出现持续性肝损伤。再例如,通过对实验室结果异常情况添加附加条件,用以规范研究者对不良事件的最终诊断。研究者一旦在 EDC 系统中收到质疑,即可得到提示与现有不良事件是否相关,或与未发现的新不良事件是否相关,继而促使研究者对受试者进一步询问或建议进一步检查,最终保证受试者的安全。

【拓展】为实现临床试验数据管理的效率提升,越来越多的数据团队努力保证数据管理的标准化。对于上述问题,为避免研究者遗漏潜在不良事件,研究团队可借助高度标准化的数据集与定制程序,由申办者医学团队进行定义,数据管理团队开发多种自动化数据列表程序,进而用于辅助研究者对潜在具有临床意义的实验室结果异常值的判定。例如,利用标准数据集,将肌酐检测值(成人)按三个等级条件进行分级标记:大于 105μmol/L、高于基线 30%、高于基线 100%[1]。对不同等级的异常值分别预警,用于提示研究者及时填报不良事件。当然,这类"潜在具有临床意义的异常值"的定义、判断标准需要在研究方案中另行说明,作为定期质量控制手段以备核查。

12. 不良事件的严重程度分级如何记录,应依据什么标准进行分级?

答:《常见不良事件评价标准》(Common Terminology Criteria for Adverse Events,CTCAE),是当前临床试验领域应用较为广泛的不良事件严重程度分级的参考标准。CTCAE 分级针对每个不良事件按照严重程度分为 1 级至 5 级,并对相应分级作了特定的临床描述。

在临床试验过程中,CTCAE 固然是研究者首选参照准则,但实际上还存在一些未严格按照 CTCAE 对不良事件严重程度进行分级的特殊情况,充分考虑其特殊性并兼顾临床常规诊疗标准后也存在合理性。

例 1: 根据原发疾病特殊性及患者治疗现状,对不良事件严重程度分级。

×××受试者,第 6 次访视(V6)血小板计数(platelet count,PLT)为 9×10^9/L(基线期: 25×10^9/L、10×10^9/L),需紧急升血小板。低于基线水平且根据 CTCAE 分级应为 4 级:危及生命。但研究者判定为 2 级。

不良事件	分级 1	分级 2	分级 3	分级 4	分级 5
血小板计数降低	<正常值下限~75,000/mm³; <正常值下限~75.0×10⁹/L	<75,000/mm³~50,000/mm³; <50.0~75.0×10⁹/L	<50,000/mm³~25,000/mm³; <25.0~50.0×10⁹/L	<25,000/mm³;<25.0×10⁹/L	—
定义:血液样本实验室检查结果显示,血小板计数降低。					

研究者答复 Query:受试者已在访视当日进行补救治疗,且该不良事件为原发性血小板减少性紫癜(ITP)患者常见临床症状,另经与申办者医学讨论,最终综合研判分级为 2 级。

例 2: 根据是否出现相应的疾病症状,对不良事件严重程度分级。

×××受试者,胆囊切除术后,谷丙转氨酶(GPT)420U/L(参考区间:7~40U/L)、谷草转氨酶(GOT)132U/L(参考区间:13~35U/L)。检验结果存在显著异常,高于基线水平(基线期无异常),根据上述检验结果考虑肝功能损伤及 CTCAE 分级应为 3 级。但研究者判定为无临床意义(no clinical significance,NCS)。

不良事件	分级 1	分级 2	分级 3	分级 4	分级 5
丙氨酸氨基转移酶增高	>正常值上限的 3 倍(基线值正常);基线值的 1.5~3.0 倍(如基线值不正常)	正常值上限的 3~5 倍(基线值正常),大于基线值的 3.0~5.0 倍(如基线值不正常)	5~20 倍(如果基线值正常);大于基线值 5.0~20.0 倍(如果基线值不正常)	大于正常值上限 20 倍(如果基线值正常);大于基线值 20.0 倍(如果基线值不正常)	—
定义:实验室检查结果显示,血液样本中丙氨酸转移酶(GPT 或 SGPT)水平增高。 引申注释:应考虑为肝胆疾病:如肝功能衰竭。					

不良事件	分级 1	分级 2	分级 3	分级 4	分级 5
天冬氨酸氨基转移酶增高	大于正常值上限的 3 倍(基线值正常):大于基线值的 1.5~3.0 倍(基线值不正常)	大于正常值上限的 3~5 倍(基线值正常);大于基线值的 3.0~5.0 倍(基线值不正常)	大于正常值上限的 5.0~20.0 倍(基线值正常):大于基线值的 5.0~20.0 倍(基线值不正常)	大于正常值上限的 20.0 倍(基线值正常):大于基线值的 20.0 倍(如果基线值不正常)	—
定义:实验室检查结果显示,血液样本中天冬氨酸转移酶(GOT 或 SGOT)水平增高。 引申注释:考虑为肝胆疾病:肝功能衰竭。					

　　研究者答复 Query：受试者为胆囊切除术后，考虑前期胆囊炎反复炎性刺激诱发肝酶学相关检查指标的增高，但受试者诉无不适、未服用药物且术后一个月复查肝功能均指标恢复正常，考虑为一过性指标异常，遂判定为 NCS。

　　例3：根据是否采取药物治疗或采取治疗措施，对不良事件严重程度分级。

　　×××受试者，行计划外检查，血生化检验结果显示血脂肪酶 1 495U/L（参考区间：13~60U/L）、淀粉酶 656.0U/L（参考区间：35~135.0U/L）。检验结果存在显著异常，高于基线水平（基线期无异常）且上腹部 CT 报告示：急性胰腺炎待排。根据上述情况及 CTCAE 分级应为 4 级。但研究者判定为 2 级。

不良事件	分级 1	分级 2	分级 3	分级 4	分级 5
脂肪酶增高	>正常值上限（ULN）~1.5 倍 ULN	>1.5~2.0 倍 ULN；>2.0~5.0 倍 ULN 且无症状	>2.0~5.0 倍 ULN 伴体征或症状；>5.0 倍 ULN 但无症状	> 5.0 倍 ULN 伴体征或症状	—
定义：生物样本实验室检查结果显示，脂肪酶水平升高。					

不良事件	分级 1	分级 2	分级 3	分级 4	分级 5
血清淀粉酶增高	>正常值上限（ULN）~1.5 倍 ULN	>1.5~2.0 倍 ULN 且无症状	>2.0~5.0 倍 ULN 伴体征或症状；>5.0 倍 ULN 但无症状	> 5.0 倍 ULN 伴体征或症状	—
定义：实验室检查结果显示，血清淀粉酶水平升高。					

　　研究者答复 Query：考虑受试者计划外检查当日以胰腺炎二项升高为主，影像学考虑急性胰腺炎待排，受试者当天无腹胀、腹痛等不适症状，按 CTACAE 评估为 2 级，虽检查结果具有重要意义但未危及生命，需进一步检查；结合后续受试者出现腹部不适及消化科医生判断、病历描述及对应用药处置措施，遂将 CTACAE 评估为 2 级。

【拓展】	
分级	临床描述
1 级	轻度；无症状或轻微；仅为临床或诊断所见；无须治疗
2 级	中度；需要较小、局部或非侵入性治疗；与年龄相当的工具性日常生活活动受限 *
3 级	严重或者具重要医学意义但不会立即危及生命；导致住院或者延长住院时间；致残；自理性日常生活活动受限 **
4 级	危及生命；需要紧急治疗
5 级	与 AE 相关的死亡

　　注：日常生活活动（activity of daily living，ADL）中，* 表示工具性日常生活活动指做饭、购买衣物、使用电话、理财等。** 表示自理性日常生活活动，指洗澡、穿脱衣、吃饭、盥洗、服药等，并未卧床不起。

13. 不同用户 EDC 系统上出具质疑, CRA 与 DM 的质疑文本撰写要点和技巧有哪些?

答: GCP 要求"病例报告表中数据的修改, 应当使初始记录清晰可辨, 保留修改轨迹, 必要时解释理由, 修改者签名并注明日期"。因此所有用户在 EDC 系统上出具的质疑和回复都会被完整记录在核查轨迹中。CRA 和 DM 在审阅 eCRF 上的数据时发现的各种"问题", 由于出发点不同, 质疑的措辞会有区别。

CRA 定期现场监查, 能够获取一手源数据资料, 因此会对 eCRF 与源数据不一致的数据提出质疑, 并将其发布在相应 eCRF 字段处。研究者或研究中心人员定期处理, 并修正数据。CRA 持有原始数据就能够准确判断 eCRF 数据正确与否, 不存在推测、建议、解释等中间地带。因此 CRA 的质疑措辞, 是直截了当发起质疑, 简单易懂, 明确写出研究中心人员需要采取的措施, 目的是需要研究中心人员迅速做出响应。即便如此, CRA 仍不可在质疑文本中提及源数据的值, 否则核查时会被认为具有主动修改数据之嫌疑。

DM 通常为远程监查数据, 接触不到研究中心源数据记录。DM 所探查出的数据问题, 通常是按照方案特征, 利用预先设计的逻辑程序筛选出的"异常"数据。符合逻辑的记录不予显示, 不符合逻辑的记录由 DM 进行——核对, 并做出相应补救措施, 即发起质疑。然而, 无法获知研究中心真实情况的 DM, 只能根据现有数据记录进行推测而建议研究者进行操作, 或向研究者寻求确认或解释。因此 DM 的质疑文本中不能包含命令式语句、诱导性语句, 否则有非常明显的主观修改数据之嫌疑。

综上, CRA 的质疑文本是命令式的、简洁易懂; DM 的质疑语句是疑问式的、寻求二次确认的。但是所有质疑文本中不能包含有明确的源数据。所有角色在发布质疑时还应注意, 用户在个别 EDC 系统发送质疑后需要保存当前页面。这个动作会使一些已经锁定的页面签名被破坏, 而使整个页面再度成为"未签名"的可编辑状态。破坏签名和破坏页面锁必须在核查期间做出相应的解释。

【拓展】CRA 发送质疑时, 虽然能够准确判断 CRC 或研究者的数据录入错误, 但仍然不建议直接发布为"请将 ××× 实验室检查结果修改为 ×××, 谢谢"的质疑文本。CRA 可以写作"请再次核对中心实验室检查报告第 ××× 页 ××× 项目结果并及时更正, 谢谢"。

DM 的质疑逻辑会更复杂, 通常基于一系列的数据核对程序。例如, 编写一条程序用于筛选"访视采血时间在当前访视服药时间之后"的所有记录。此时,DM 发现某受试者的第五访视服药时间为 2023-01-01 10∶05,而采血时间为 2023-01-01 20∶03。对于经验丰富的 DM 会倾向于认为研究者笔误将上午采血时间的 10∶03 输入成 20∶03,或把晚上服药时间的 20∶05 输入成 10∶05。这类笔误毕竟只是推测没有实证,也有服药后采血的可能性。因此 DM 应该以质疑、寻求确认的出发点撰写质疑文本:"×××受试者第五访视的采血时间在服药时间之后,请再次确认。如果服药前采血,请更正数据。如果确认为服药后采血,请记录为方案违背。谢谢。"这样的质疑有指示而非单一选项。这样可以明确研究者行为,也避免了操控数据的嫌疑。

14. 什么是医学审查? 医学审查需要审阅哪些内容?

答:医学审查(medical review),也称医学审阅,是指研究团队从临床医学专业角度,对受试者相关数据的质量和合理性进行审评,及时发现与药物安全性和有效性相关的数据矛盾,以辅助研究者预先进行临床决策,确保受试者安全。医学审查通常是从临床医学角度探查既有数据中的矛盾和潜在风险。

(1)受试者既往病史、体格检查、筛选期实验室检查与研究入排标准的匹配性,是否患有禁忌证。

(2)阅读受试者中心实验室检查报告,判断是否存在新不良事件漏报或潜在严重不良事件。

(3)研究者是否依从方案规定,出于受试者安全风险考虑及时终止研究。

(4)受试者不良事件的诊断结果与实验室检查是否匹配,不良事件治疗过程是否合理,是否与研究过程有关。

(5)受试者合并用药是否合理,是否及时采取补救措施,给药剂量和途径是否安全,对研究目的是否存在潜在偏离或违规用药等。

医学监查员通常需要对临床研究的数据进行结构化的审阅,把发现的问题以质疑的形式出具在 EDC 系统上,进而起到提示研究者的作用。由于这些问题不同于 CRA 的 SDV 或 DM 的数据清洗,这些问题并不仅仅是数据表层的一致性和矛盾,而是需要借助临床经验辅助研究者决策。医学监查员通常会借助计算机程序生成的患者档案(patient profile)来审查患者层面的安全性和有效性数据。

15. 医学审查需要重点关注哪些内容?

答:医学监查员的数据审查通常需要在 CRA 的源数据验证和 DM 的数据清洗结束后进行。因此一致性并不是医学审查的重点。医学审查需要重点关注以下内容。

(1)临床研究整体状态与整体质量。DM 在阶段性里程碑时会对现有数据进行清理并交付数据快照,由自动化程序生成研究药物安全性和有效性汇总报告。医学审查需要在这个过程中对清洗后的数据进行审阅,重点关注不良事件填报、合并用药使用、疾病进展和补救措施等方面。例如研究重点关注的不良事件发生率,严重不良反应类型与计数,方案违背发生情况与共性问题总结等。

(2)研究中心操作者的合规性。医学监查员需要从方案角度对研究中心流程和施治合规性进行审查,确保研究中心人员不因人为过失导致方案违背。

(3)纠正预防措施是否有效。在临床监查员从运营层面对研究中心的不合规行为进行纠正后,医学审查需要在一段时间内关注纠正措施是否起效。例如某研究中心因流程不当导致患者体验较差,患者主动脱落率过高,研究团队现场纠正后,医学审查也需要后续及时关注该中心患者脱落率的回升情况。

(4)受试者安全与有效性进展。医学审查需要定期关注受试者疾病进展与治疗措施的匹配度。治疗方案通常由研究者来制订,医学审查则在此基础上进行查遗补漏,确保受试者权益。

16. 什么是临床试验数据监查委员会,临床试验数据监查委员会需要进行哪些工作? [2]

答:临床试验数据监查委员会(Data Monitoring Committee,DMC),又称数据安全监查委员会(Data and Safety Monitoring Board,DSMB)或独立数据监查委员会(Independent Data Monitoring Committee,IDMC),是一个独立的具有相关专业知识和经验的专家组,一般囊括临床医学、药学、药理学、毒理学、药物流行病学、生物统计学、医学伦理学等方向的专家满足以全面评估试验的安全性、有效性和进展的需求。专家组负责定期审阅来自一项或多项正在开展的临床试验的累积数据,从而保护受试者的安全性、保证试验的可靠性以及试验结果的有效性。

DMC主要负责:安全性监查、有效性监查、试验操作质量监查、试验设计调整建议等。经审阅临床试验过程中收集的有效性和安全性数据并执行周期性的或不定期的风险-获益评估后提供建议,最后由申办者决定是否采纳其建议。

(1)安全性监查:DMC的首要职责是进行安全性监查。在试验开始前,DMC与申办者讨论基于前期研究、药物的作用机制,以及类似药物的已知副作用等,预测潜在不良事件,确立需要特别关注的不良反应以及特殊人群。在试验进行过程中,DMC定期接收和审查试验中收集的安全性数据,以监测不良事件的发生率和严重程度。同时,如有新的相关临床试验完成并披露了安全性信息,DMC 也会考虑这些信息以评估正在进行中的临床试验的安全性风险。

(2)有效性监查:DMC 核心职责之一是审查期中分析的数据,以评估临床试验的有效性和安全性,并据此提出关于试验是否应该继续的建议。这种审查可能会提出提前终止试验的建议,通常基于以下两种情况。①效益不足:期中数据分析结果显示,即使试验按原计划完成,达到预期的阳性结果的可能性也较小,继续试验可能不具有科学性、合理性。为减少受试者暴露于无效或次优治疗的风险,DMC 可能建议提前终止试验。②显著效益:期中数据分析结果显示,有效性结果已经达到了预设的统计决策准则,有充分证据支持试验干预的效益,DMC 可能会建议以阳性结果提前终止试验。可更早地将有效的治疗方法提供给更广泛的患者群体,并避免额外的受试者接受可能效果次优的对照治疗。

(3)试验操作质量监查:DMC 还可以通过审阅试验数据进行质量监查,如:临床试验方案依从性、受试者招募状态、受试者脱落率和数据完整性等方面的信息。另外,DMC 可根据已收集的试验数据,对进行中的临床试验的关键问题提出调整建议,如随机化错误、数据缺失比例过高或组间基线严重不均衡等。必要时建议申办者找出问题产生原因并解决。

(4)试验设计调整建议:对于那些采用适应性设计或其他复杂设计的临床试验,DMC 可基于已收集的试验数据,在保证试验完整性的前提下,对给药剂量、入排标准、样本量重新估算等临床试验设计要素提出调整建议,以提高临床试验项目整体质量。

17. 在临床研究中数据缺失值有哪些分类,不同类型的数据缺失有哪些应对策略?

答:纸质时代,临床数据通常是被记录在高信息密度的纸质病例报告表上。研究人员需要十分谨慎保管和运输这些资料,因为一旦纸张丢失损毁,整张报告的相关数据都会一并丢失。电子化系统普及后,数据缺失事件之间的关联性减弱而与研究目的之间的关联性增强,所以数据统计人员应对这些缺失数据更加谨慎以免使研究结果产生偏倚。

(1)根据缺失性质,数据缺失通常分为以下三类。

1)完全随机缺失(missing completely at random,MCAR):数据缺失与本身或其他变量没有关系,即在任何个体上都有同等概率发生同样的数据缺失。例如患者因工作原因搬去另一个城市生活而无法完成后续随访,或因仪器故障导致无法采集一段时间内的体重数据。这类数据缺失事件对整体研究目的不会产生偏倚性影响,在实际工作中发生概率很低。

2)随机缺失(missing at random,MAR):数据缺失事件与其他变量有关,即数据缺失状况会因另一个变量值的变化而产生差别。例如一项儿童视力测试,12岁的儿童可以更轻松识别出小动物的轮廓并说出它们的名称,而5岁的儿童可能因为表达能力限制无法依靠轮廓而顺利说出名称。如此一来,年龄大的儿童完成度可能会高于幼儿,因此数据缺失事件会受到年龄的影响。

3) 非随机缺失(missing not at random,MNAR):数据缺失与缺失变量本身有关。这类数据缺失的发生会因为已填报数据的不同而呈现不同程度的缺失。例如对个人年收入的调查,高收入参与者通常倾向于隐瞒自己的真实收入,而无收入群体更容易如实填写。这样一来,数据的客观性会因自身属性出现严重偏倚。

(2) 数据缺失终究对研究结果产生影响,而研究人员需要将其影响降到最低。针对不同类型的数据缺失,我们在数据分析时采取措施的基本原则是先分析数据缺失的原因和关联性,然后采取相对保守方法即向不支持研究假设的一方进行处理。业界通常会采取以下手段用以弱化影响。

1) 不作处理:这种方法成本最低但对客观条件要求较为苛刻,通常需要同时满足:研究人员需确认该缺失属于完全随机缺失;样本量足够大而数据缺失的样本只有极少量;缺失变量比较单一。

2) 删除法:对完全随机缺失数据,最常见的是个案剔除法(case-wise deletion)。因为对平等下概率发生的缺失事件,删除含缺失数据的样本基本可使整体样本是无偏的。这也是很多分析软件默认的处理方法。极端情况下,缺失数据仅限于一个非关键变量,可以直接排除所有样本该变量的值,从而删除含缺失数据的特征。对其他类型的缺失数据,可以采取加权个案剔除法(weighed case-wise deletion)。根据已知变量对样本进行加权,加权的权重系数由缺失变量数决定——缺失变量的数量越多权重越小。主动降低质量较差的样本权重,从而减少这些个案对回归系数估计的影响。

3) 插补法:以上两种方法只适用于数据缺失情况偶发的前提。对大量数据缺失的研究应当采用插补法,以免大量删除缺失数据影响整体结果。

业界通常采用以下两种方法进行插补操作。①简单替换。即使用特定值替换掉缺失的数据。对于连续变量,可以采用平均数替换(mean imputation)或中位数替换(median imputation),这种赋值取决于该连续变量的分布符合正态或偏态分布。对于分类变量,赋值的原则是让这些缺失数据独立于正常数据,以降低对有效数据观测的干扰。例如,某调查问卷希望采集参与者每天打电话的次数,如果"大部队"都集中在1~10次/d,缺失数据应当赋值为99进行独立化,而不是赋值为13而使整体观测数据向高频次偏倚。简单替换法是成本最小的补救方法,但有其局限性。首先连续变量中用中位数替代缺失数据,会使整体分布向中间聚拢,方差标准差变小,而减弱了它的离散趋势。其次,统一赋值无法体现出缺失数据的随机性。②多重插补(multiple imputation)。该方法由 Rubin 等人在 1987 年创建,作为简单替换的改进版方法。可以根据变量之间的关系利用贝叶斯方法进行估计,加上噪声,形成多组可选的插补值数据集,再通过标准统计方法独立分析这些独立数据集,最后综合分析结果,汇总堆叠为一组结果。这组结果可以认为是人为制造的缺失值的随机样本集。最后将这组结果插补到缺失数据中。这种方式减弱了单次插补中的偏倚性,在多次获取继承原数据趋势后预测产生的虚拟值,要比简单粗暴的统一赋值更接近原观测数据理应具备的特征。

18. 在临床试验数据采集终端,不可避免会有一些突发情况导致数据丢失或无法采集,进而影响整体研究质量。再完美的补救方式都比不上未雨绸缪,防止数据缺失的发生。可以分别从方案设计和运营角度对预防临床数据缺失进行讨论。

答:(1)从方案设计角度:方案中涉及的研究终点相关变量应当以"最容易被采集"的方式部署在 EDC 系统中。无论是疗效相关还是安全相关,很多数据点本身包含了时间概念,应当充分考虑数据的采集难度和可持续性。难度越高,采集周期越长,数据缺失越频繁。

在患者入/排标准制订过程中,应尽力缩减目标患者群体。例如合并有下肢关节病变的患者,研究中的"六分钟步行测试"很可能遭到患者拒绝而产生缺失数据。再例如肝肾功能不全的患者,可能对研究药物的不信任而选择提前撤回知情同意。研究团队应尽力避免招募脱落倾向大的患者。

在数据采集计划中,我们对 CRF 的基本要求是问题描述直接明确,数据变量格式统一(如限定小数点后 2 位、单选题),尽可能减少患者填报负担(利用传感器或电子数据采集),尽可能规避患者隐私或伦理相关数据(收入、生活习惯、家庭环境)等。

对阴性对照研究,为避免对照组患者由于无法忍受疾病痛苦,研究设计中应向患者提供充足的补救措施或后续补偿治疗以免提前脱落。

涉及生物样本采集的研究,应充分考虑生物样本的存储、运输、检测过程的可靠性,规避运输条件、中心实验室位置和物流网络布局等因素造成的样本遗失、污染、变质等。

(2)从运营角度:数据状态报告。数据管理员应开发出定时发出的数据状态报告,把研究层面的缺失数据、待监查数据、超时数据、未来采集计划等信息告知运营团队和研究中心人员,确保最大程度采集数据,查缺补漏。数据状态报告中还可以添加以研究中心为单位的表现指标,如某中心本次超期数据共 100 个,比上个月增加了 20%,这样该中心的负责人应当重点注意数据录入延迟。

数据监查。临床监查员的定期现场监查前,研究中心人员应备齐相关源文件,便于调查缺失数据。同时补充数据缺失原因,便于后续患者来访时补充或避免同类数据缺失问题再发生。

研究者手册和填写指南。不同申办者的数据采集流程区别很大,因此研究者需要根据不同学习手册配合研究团队进行数据采集。研究者手册和填写指南中,不仅要详尽写明数据采集的流程、系统工具使用方法,还应尽力列出所有特殊情况下的数据填写方式。翔实的研究者手册和CRF填写指南大大提升数据采集质量。

如包含患者自行填报数据,建议中心化管理采集工具尤其电子设备,如专用于患者主观数据填报的平板电脑或手机,及时监测到设备状态异常,提醒患者尽快维修或更换设备。

(3)在技术层面:欧美部分地区的医院信息系统(HIS)中包含的电子健康记录(electronic health record,EHR)数据可以与临床研究的EDC系统实现对接,使得数据采集不仅对研究者的负担大大降低,患者的既往病史等容易遗忘的历史数据也可以被捕捉到。数据系统间的集成程度越高,数据缺失的情况就越不容易发生。

19. 什么是远程监查[3],远程监查如何实施,对操作人员有哪些要求?

答:(1)远程监查,是指由申办者工作人员或代表在实施临床研究的中心之外的场所对试验数据进行审查,包括采用源文件查阅等方式[4]。受全球新型冠状病毒感染的影响,临床试验监查工作面临前所未有的严峻挑战。依托互联网和信息化技术平台开展远程监查,成为一种新型的监查模式,当前已成为一种临床试验监查的常态化做法,在国内也已有一定的应用规模。

(2)远程监查的具体实施方法如下。

1)准备阶段:申办者/CRO与机构办公室和主要研究者沟通,确认使用意向后,申办者/CRO在使用前应签署相关服务协议(包含信息保密条款);已经部署了基于源文件查阅的远程监查系统的临床试验机构,在项目实施前应当让申办者/CRO独立决策是否选用远程监查技术服务,以此避免"霸王条款"的可能性。如果申办者/CRO最终决定不选用,机构应当依然为传统现场监查模式的实施提供必要的条件和支持。

2)实施阶段:监查员开展远程监查的工作内容和要求与现场监查相同。在远程监查之前应制订监查计划;监查过程中,按照临床试验监查计划实施。须在安全独立的场所下开展监查,防止非授权人员查阅或获取数据。如远程监查对部分关键源文件无法查阅,监查员应仔细记录无法或不得不延迟监查的内容情况,并制订后续现场监查计划加以补充。

3)结束阶段:远程监查完成后,监查员须对监查发现的问题进行记录,形成监查报告,并与研究机构相关人员进行沟通反馈,及时解决问题并存档。

(3)远程监查系统的管理人员和系统用户应满足条件如下。

1)管理人员:临床试验机构应指派系统管理员,完成远程监查系统相关的管理和操作培训后,按照制订的标准操作流程,对远程监查的项目管理、人员角色权限分配、监查申请及系统中的操作痕迹(登录系统时间频次、操作人员、操作时间、查询内容详情等)进行管理。

2)监查人员:申办者/合同研究组织(CRO)应根据研究方案中的关键数据和流程,制订远程监查计划。申办者/CRO委派的监查人员正式开始远程监查前,应向临床试验机构出具申办者/CRO项目委托函、GCP证书等资质文件;接受并通过远程监查系统操作培训(培训内容包括但不限于:监查系统培训、账号密码、网络安全及隐私数据保护培训等),申请并获得机构系统管理员的授权后方可进行远程监查。

20. 临床试验数据管理中各方责任如何划分,各方应如何履行相关责任?

答:研究团队中与数据管理工作相关的人员包括申办者、研究者、监查员、数据管理员以及CRO等。在临床试验数据管理中,每个角色都有各自的职责和作用,他们共同协作以确保数据的准确性、完整性和可靠性。这些角色的明确划分有助于提高临床试验的效率和质量,从而保障试验结果的科学性和可信度。

(1)申办者:申办者是保证临床数据质量的最终责任人。申办者需要制订质量管理评价程序、质量管理计划与操作指南,并设立稽查部门以监督质量体系的依从性。申办者需对数据的完整性、合规性负责,并对外包CRO(如涉及)负有监督责任等,具体责任包括但不限于以下几个方面。

1)制订数据管理计划:申办者负责制订详细的数据管理计划,确保数据的收集、处理和分析过程符合临床实践和法规要求。

2)确保数据质量:申办者需要保证数据的准确性、完整性和可靠性,包括对数据进行严格的核查和验证,以消除错误或遗漏。

3)建立标准化的数据管理系统:申办者应建立稳定、安全且易于使用的数据管理系统,以便有效地存储和管理临床数据。

4)数据安全性和保密性:申办者需确保数据的安全性和保密性,采取适当的措施防止数据泄露或未经授权的访问。

5)风险管理:申办者应识别和评估与数据管理相关的风险,并制订相应的风险管理计划,以降低潜在的风险。

6)合规性审查:申办者需要进行合规性审查,确保数据管理工作符合相关法规和伦理要求。

7)人员培训和支持:申办者需确保参与数据管理的人员接受适当的培训,并在需要时提供技术支持。

8)数据报告和沟通:申办者负责生成准确的数据报告,并与监管部门、研究机构和其他相关方进行有效的沟通。

9)质量保证(quality assurance,QA)和质量控制(quality control,QC):申办者应建立和维护良好的质量保证和控制体系,以确保数据管理工作的质量。

10)合同研究组织(CRO)的监督:如果申办者将数据管理任务外包给CRO,那么申办者需要对CRO的工作进行监督,确保其工作符合合同规定和法规要求。

(2)研究者:研究者负责提供准确、完整且及时的数据,并确保数据的可溯源性。在临床试验数据管理中研究者的责任主要包括以下方面。

1)确保数据的准确性和完整性:研究者需负责确保收集的临床数据准确无误,并完整地记录所有必要的信息,包括受试者的人口统计特征、疾病特征、治疗方案、随访数据等。

2)遵守相关法规和伦理要求:研究者需要严格遵守临床试验的相关法律法规和伦理要求,包括受试者权益保护、隐私保护以及数据安全等方面的规定。

3)及时报告不良事件:在临床试验过程中,研究者应及时识别和报告任何不良事件或不良反应,确保受试者的安全。

4)配合监查和稽查:研究者需积极配合申办者或监管机构对临床试验的监查和稽查,提供必要的文件和信息,并确保数据的可追溯性。

5)维护数据的安全性:研究者需采取适当的措施保护临床数据的安全性,防止数据泄露或未经授权的访问。

6)确保数据质量:研究者应定期进行数据质量检查,包括内部核查和外部监查,以消除错误或遗漏,并确保数据的可靠性。

7)提供必要的培训和支持:研究者需确保参与临床试验的研究人员具备足够的专业知识和技能,能够正确地收集、处理和记录临床数据。同时,他们还需要提供必要的技术支持,以解决可能出现的问题。

8)数据管理和报告:研究者需负责将收集到的临床数据进行整理、编码和传输,以便进行统计分析。他们还需要进行数据清理和验证,确保数据的准确性和一致性。最后,研究者需按照监管要求及时提交临床数据报告。

（3）监查员：监查员负责根据源文档核查病例报告中数据，并检查数据的准确性和完整性，并对任何发现的问题进行报告。为保证数据的及时、准确完整，监查员定期访问研究机构或远程等方式监查临床试验的进展，确保试验按照方案、GCP 以及相关法律法规的要求进行。监查员对于数据管理的职责主要包括以下方面。

1）审核临床数据：监查员需对临床数据进行审核，包括 CRF 数据、外部数据一致性核查、SAE 一致性核查等，确保数据的准确性和完整性。如发现数据问题，需发放人工质疑至研究机构，并审核研究机构回复的质疑。

2）确认数据的真实性和合规性：检查员需核对原始数据与电子数据库之间的一致性，确保所有数据准确无误地录入系统。同时，他们还需确认数据处理和分析过程符合法规要求，保障数据的合规性。

3）维护数据的安全性：监查员需在自己权限范围内采取适当的措施保护临床数据的安全性，防止数据泄露或未经授权的访问。

（4）数据管理员：数据管理员参与临床试验方案的审核、CRF 设计和审核、数据库测试、数据管理计划和数据核查计划的撰写和审核。他们还与监查员一起负责整个临床试验中的数据检查工作，包括 CRF 数据、外部数据一致性核查、SAE 一致性核查等。如发现数据问题，需发放人工质疑至研究机构，并审核研究机构回复的质疑。数据管理员的责任主要包括以下几个方面。

1）参与临床试验方案的审核：数据管理员需参与临床试验方案的审核，对 CRF 设计、数据库设计和数据核查计划提出建议。需要确保这些设计满足临床试验的要求，并能够准确地收集和处理数据。

2）负责数据库的建立和维护：数据管理员需负责建立和维护 EDC 系统，确保数据的准确性和完整性。还需对系统进行测试，以确保其稳定运行。

3）制订数据管理计划：数据管理员需制订详细的数据管理计划，包括数据收集、处理、核查和分析的具体步骤。还需确保计划符合法规要求和临床试验的标准操作规程（SOP）。

4）负责数据的检查工作：数据管理员与监查员一起负责整个临床试验中的数据核查工作，包括 CRF 数据、外部数据一致性核查、SAE 一致性核查等。并发放人工质疑至研究机构，并审核研究机构质疑的回复。

5）确保数据的质量和合规性：数据管理员需定期进行数据质量检查，包括内部核查和外部监察，以消除错误或遗漏，并确保数据的可靠性。还需确认数据处理和分析过程符合法规要求，保障数据的合规性。

6）提供技术支持和培训：数据管理员需为研究机构提供必要的技术支持，

帮助解决数据收集和处理过程中的问题。同时,还需提供培训,确保研究人员具备足够的专业知识和技能来正确处理临床数据。

(5)合同研究组织(CRO):如果数据管理外包给CRO,那么CRO需要具备相应的资质,并承担起数据管理的职责。申办者可以将其临床试验的部分或者全部工作和任务委托给CRO,但申办者仍然是临床试验数据质量和可靠性的最终责任人。在临床试验日常操作中CRO如接受申办者委托负责部分临床试验的数据管理相关工作,通常通过派遣监查员与数据管理员(含数据管理项目经理及其他数据管理人员等)等参与相关工作。在临床试验数据管理过程中的责任涵盖以下几方面。

1)试验设计:参与临床试验的设计阶段,提供专业的建议和支持,确保试验方案的科学性和可行性。

2)数据管理:负责建立和维护电子数据采集系统,确保数据的准确性和完整性。还需对系统进行测试,以确保其稳定运行。

3)数据核查:对临床数据进行核查,包括CRF数据、外部数据一致性核查、SAE一致性核查等,确保数据的准确性和完整性。如发现数据问题,需发放人工质疑至研究机构,并审核研究机构回复的质疑。

4)质量控制:需定期进行数据质量检查,包括内部核查和外部监查,以消除错误或遗漏,并确保数据的可靠性。

5)数据处理和分析:对收集到的临床数据进行处理和分析,提供准确的数据报告,以支持临床试验的结果解释。

6)风险管理:CRO需识别和评估与数据管理相关的风险,并制订相应的风险管理计划,以降低潜在的风险。

7)合规性审查:CRO需进行合规性审查,确保数据管理工作符合相关法规和伦理要求。

8)人员培训和支持:确保参与数据管理的人员接受适当的培训,并在需要时提供技术支持。

参考文献

[1] BÉNICHOU C. Adverse Drug Reactions: A Practical Guide to Diagnosis and Management [M]. Paris: JOHN WILEY & SONS, 1994: 223.

[2] 国家药品监督管理局药品审评中心. 国家药监局药审中心关于发布《药物临床试验数据监查委员会指导原则(试行)》的通告 (2020年第27号)[EB/OL].[2024-01-30]. https://www. nmpa. gov. cn/xxgk/ggtg/ypggtg/ypqtggtg/20201016145738190. html.

[3] 许重远, 元唯安, 沈一峰, 等. 基于源文件查阅的远程监查 [J]. 中国临床药理学杂志, 2023, 39 (09): 1364-1368.

［4］国家药监局药审中心. 国家药监局药审中心关于发布《以患者为中心的药物临床试验设计技术指导原则 (试行)》《以患者为中心的药物临床试验实施技术指导原则 (试行)》《以患者为中心的药物获益- 风险评估技术指导原则 (试行)》的通告 (2023 年第 44 号)[EB/OL].[2024-01-30]. https://www. cde. org. cn/main/news/viewInfoCommon/42c 008e28f7004cd19b73949142380bd.

缩略语

缩写	英文全称	中文全称
A		
aCRF	annotated case report form	病例报告表注释表
ADA	anti-drug antibody	免疫原性评价
AE	adverse event	不良事件
AI	artificial intelligence	人工智能
API	application programming interface	应用程序编程接口
B		
BMI	body mass index	体重指数
C		
CADSH	clinical-associated data structure for healthcare	医疗保健临床相关数据结构
CCG/CCI	CRF Completion Guideline/Instruction	病例报告表填写指南
CDISC	Clinical Data Interchange Standard Consortium	临床试验数据交换标准
CDMS	clinical data management system	临床数据管理系统
CM	concomitant medication	合并用药
COA	clinical outcome assessment	临床结局评估

CRA	clinical research associate	监查员
CRC	clinical research coordinator	临床研究协调员
CRF	case report form	病例报告表
CRO	contract research organization	合同研究组织
CTCAE	Common Terminology Criteria for Adverse Events	常见不良反应事件评价标准

D

DCT	decentralized clinical trial	去中心化临床试验
DM	data management	数据管理
DM	data manager	数据管理员
DMC	Data Monitoring Committee	数据监查委员会
DMP	data management plan	数据管理计划
DR	data reconciliation	数据校正
DSMB	Data and Safety Monitoring Board	数据安全监查委员会
DV	data validation	数据验证

E

eCOA	electronic clinical outcome assessment	电子临床结局评估
eCRF	electronic case report form	电子病例报告表
eCTD	Electronic Common Technical Document	电子通用技术文档规范
EDC	electronic data capture	电子数据采集
EHR	electronic health record	电子健康记录(特指医疗机构内部数字化系统所记录的患者数据)
EMA	European Medicines Agency	欧洲药品管理局
ePRO	electronic patient-reported outcome	电子患者报告结局

F

FDA	Food and Drug Administration	美国食品药品管理局
FTS	File Transfer Specification	外部数据传输规范

G

GAMP	Good Automated Manufacturing Practice	信息系统验证指南
GCDMP	Good Clinical Data Management Practice	临床试验数据管理规范
GCP	Good Clinical Practice	药物临床试验质量管理规范

H

HIS	hospital information system	医院信息系统
HL7	Health Level 7	医疗电子信息交换标准

I

ICD	international classification of diseases	国际疾病分类
ICH GCP	The International Council for Harmonisation of Technical Requirements for Pharmaceuticals for Human Use Guideline for Good Clinical Practice	人用药品技术要求国际协调理事会临床试验管理规范
IDMC	Independent Data Monitoring Committee	独立数据监查委员会
INN	international nonproprietary name	国际药品编码
IVRS	interactive voice response system	交互式语音应答系统
IWRS	interactive web response system	交互式网络应答系统

L

| LIS | laboratory information system | 检验信息系统 |

M

MAR	missing at random	随机缺失
MCAR	missing completely at random	完全随机缺失
MedDRA	medical dictionary for regulatory activities	监管活动医学词典
MeSH	medical subject headings	医学主题词表
MH	medical history	病史
MM	medical monitoring	医学审阅
MNAR	missing not at random	非随机缺失

N

NDC	national drug code	美国国家药品编码
NLP	natural language processing	自然语言处理
NMPA	National Medical Products Administration	国家药品监督管理局

O

| OCR | optical character recognition | 光学字符识别 |

P

PI	principal investigator	主要研究者
PK	pharmacokinetics	药物代谢动力学
PV/PD	protocol deviations/protocol violations	方案偏离 / 方案违背
PV	pharmacovigilance	药物警戒

Q

| QA | quality assurance | 质量保证 |
| QC | quality control | 质量控制 |

R

| RCT | randomized controlled trial | 随机对照试验 |

| RTSM | randomization and trial supply management | 随机和药物供应管理 |

S

SAE	serious adverse event	严重不良事件
SAS	statistics analysis system	统计分析系统
SDTM	study data tabulation model	研究数据制表模型
SDV	source data verification	源数据核查
SMO	Site Management Organization	临床试验现场管理组织
SOP	standard operating procedure	标准操作规程
SPSS	statistical package for the social sciences	社会科学统计软件包
SUSAR	suspected unexpected serious adverse reaction	可疑且非预期严重不良反应

T

| TSDV | targeted source data verification | 目标源数据验证 |

W

| WHODD | World Health Organization Drug Dictionary | 世界卫生组织药物词典 |